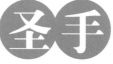

国医圣手

大讲堂（一）

——肿瘤癌痛经方治疗探索与实践

顾问　郝万山

主编　耿嘉玮

全国百佳图书出版单位

中国中医药出版社

·北　京·

图书在版编目（CIP）数据

国医圣手大讲堂 . 一, 肿瘤癌痛经方治疗探索与实践 / 耿嘉玮主编 .—北京：中国中医药出版社，2021.6

ISBN 978－7－5132－6179－1

Ⅰ . ①国… Ⅱ . ①耿… Ⅲ . ①肿瘤—中医治疗法②癌—止痛—中医治疗法 Ⅳ . ① R273

中国版本图书馆 CIP 数据核字（2020）第 055363 号

中国中医药出版社出版

北京经济技术开发区科创十三街 31 号院二区 8 号楼

邮政编码　100176

传真　010-64405721

廊坊市祥丰印刷有限公司印刷

各地新华书店经销

开本 710×1000　1/16　印张 6.75　彩插 0.25　字数 110 千字

2021 年 6 月第 1 版　2021 年 6 月第 1 次印刷

书号　ISBN 978－7－5132－6179－1

定价　35.00 元

网址　www.cptcm.com

服 务 热 线　010-64405720

购 书 热 线　010-89535836

维 权 打 假　010-64405753

微信服务号　zgzyycbs

微商城网址　https://kdt.im/LIdUGr

官 方 微 博　http://e.weibo.com/cptcm

天猫旗舰店网址　https://zgzyycbs.tmall.com

如有印装质量问题请与本社出版部联系（010-64405510）

编委会

顾　问　郝万山

主　编　耿嘉玮

副主编　周培培　　姜　敏

编　委　裴永清　　李萍萍　　陈虹樑

　　　　冯　利　　赵吉平　　庞　博

　　　　李同达　　牟桂颉　　夏尚文

　　　　郝吴琳婧　董晓婉　　易　晶

　　　　马　涉　　祖　飞　　马　源

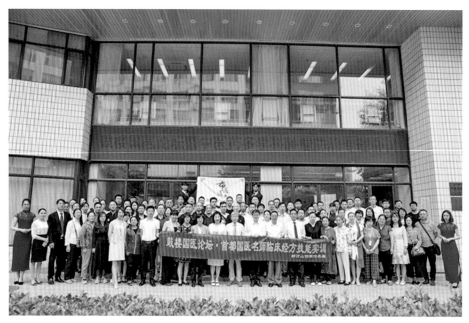

鼓楼国医论坛暨中医药多学科肿瘤防治专题会议（北京中医药大学会址）合影

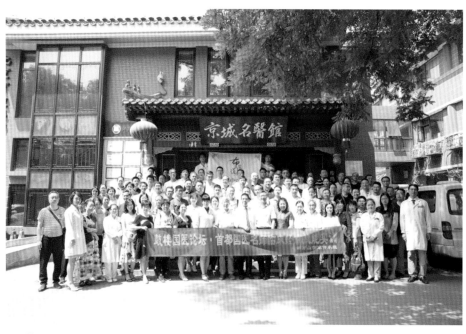

鼓楼国医论坛暨中医药多学科肿瘤防治专题会议（北京市鼓楼中医医院会址）合影

陶 序

中医经典的学习和应用在中医药人才培养的过程中有着非常重要的意义。北京中医药大学之所以能够成为教育部直属的高校，成为一流学科大学，并且以中医、中药、中西医结合三个学科进入一流学科建设的行列，就是源自学校拥有一大批名老中医。如老一辈的任应秋教授、刘渡舟教授，中年一代的郝万山教授、鲁兆麟教授、钱超尘教授，等等。正是他们支撑起了北京中医药大学的学术基础，所以我们要对他们的学术进行挖掘、整理、提炼。

坚持临床，善用经方。中医经典奠定了中医的基础，如果经典不能有效地指导临床实践，便会成为空中楼阁。尤其是《伤寒论》，这个学科奠定了理、法、方、药的基础且与临床紧密结合，如果不能在临床上得到有效的验证，人们对它的热情也就不能长久。

北京市中医管理局高度重视名老中医学术思想传承工作，在中医药人才队伍培养和中医药事业的传播方面提出了新的要求。首都国医名师评选了上百位专家，每个工作室、站都有一支庞大的传承队伍，形成了我们首都中医人才独特的传承体系。通过薪火传承"3+3"名老中医传承工作模式，对首都中医药事业发展和中医药人才队伍的培养进行探索。

各位专家在这次论坛上展现的丰富之临床经验、优秀之中医技法汇成此书，真实还原论坛每一处精彩。希望"鼓楼国医论坛"这个品牌能够坚持下去，常办常新。

陶晓华（北京中医药大学副校长，教授、博士生导师）

2020 年 11 月 7 日

自序

戊戌孟夏，天地始交，万物并秀。一日，余拜见"伤寒男神"国医万山，谈《灵》《素》，辨脉证，论传承，谋发展。郝老曰："中医需纳诸家所长，方可达中西融通。"吾甚许，言："何不设国医论坛以荟萃群说，深研精理，抛砖引玉，舍短用长？"郝老颔首曰："余亦以为然也！"承蒙北京中医药大学及北京市中医管理局协助，是年仲夏，鼓楼国医论坛成功举办。

余自幼好岐黄之学，为治病救人，立学医之志。深知医之为道，至精至微。明辨而行之，则可以济众；冒昧而施之，适足以杀人。因而勤求古训，博采众方，又蒙柴松岩教授谆谆教诲数年，广受教益。及至业医有年，方识医道玄微，原非浅尝辄止者可得其蕴要，犹恐千虑一失而遗人夭殃。推究剖析数十年，然时时以未及兼收并蓄为憾。

国医论坛，集各家之大成，理法方药、针灸推拿，摒弃枯燥古板的说教，结合绘声绘色的演示，高屋建瓴，立意深远，内涵丰富，重点突出。通过对典型病例的剖析与分享，把理论研究成果与临床经验紧密结合，将最新的科研进展、理论创新、前沿信息和学术成果纷纷呈现，与会者无不表示如入金谷之园，种色夺目；如登龙君之宫，宝藏悉陈；如对冰壶玉鉴，毛发可指数也。博而不繁，详而有要，综核究竟，直窥渊海，然尤感意犹未尽。

天下之至变者病也，天下之至精者医也，欲极其精以穷其变。今汇集鼓楼国医论坛讲义，厘成一册，而勉以真实之资料心得，奉献读者，故各篇文风不一，体例无定。愿采撷诸君如切如磋，如琢如磨，秉承正谊不谋利、明道不计功之心，唯以活人为念。书中谬误多所不免，如蒙教正则余幸甚。

是为序。

耿嘉玮（北京市鼓楼中医医院院长）于庚子早春

前　言

鼓楼国医论坛成立于2018年，是由北京中医药薪火传承"3+3"工程郝万山名医传承工作站与北京市鼓楼中医医院联合主办。同时得到了北京市中医管理局屠志涛局长等领导的关心和支持。论坛秉承"纳诸家所长，达中西融通"的理念，召集相关学科知名专家及领军人才齐聚一堂，探讨中西医结合、内外同调、心身同治的多学科跨界融合模式，共同攻克医学难题。中医理论的形成跨越了几千年，在我们对医学认知飞速进步的今天仍具有超前性，仍可以指导临床。郝万山教授常说，纵观中医教育历史，如果我们忽略和放弃了中医经典教育，随后几年就会发现中医队伍在萎缩、中医疗效在滑坡、中医名医在减少、中医创新不增多。当学习中医经典之后，再去临床，医生们便有了思路，有了方法，临床疗效提高了，对中医的学术信念就坚定了。医家之有仲景，犹儒家之有孔孟；医学著作之有《伤寒》《金匮》，犹儒学著作之有《四书》《五经》。不读孔孟著作，肯定成不了国学大师；不学仲景著作，肯定成不了国医精英。

2018年首届论坛以"肿瘤癌痛"为主题，郝万山教授邀请了中医经典名家裴永清教授，国家级著名肿瘤专家、北京大学肿瘤医院中西医结合学科带头人李萍萍教授，中国医学科学院肿瘤医院冯利教授，北京中医药大学东直门医院针灸学科带头人赵吉平教授，以及美籍华人、中医药专家陈虹樑先生等众多中医界顶级专家汇聚论坛，同台论道。

打破专科疆界，以"经方"的独特视角互相启发，探索中医防治肿瘤癌痛的新思路，为提高治疗水平打下坚实的基础。首创以

"溯方源、析方义、论功效、谈应用、举案例、示技法"为特色的会议形式，由中医经典理论名师筑建中医思维框架，专科学术带头人阐述疾病前沿认知及多年宝贵的临证心得，众多中医非药物治疗专家教授展示独门技法，青年一代医生分享跟师历程和临床感悟。特别在临床经方技能实训环节中，由名老中医们进行现场诊疗演示，展示各学科权威的诊疗方案及手法操作，使每个学员都能够目睹老师临诊时的风采。

谨将论坛专家讲座和实况汇集成册，以飨读者。

编委会

2020 年 10 月 10 日

目录

◆ 郝万山教授

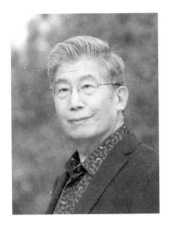

北京中医药大学教授，主任医师，博士生导师，首都国医名师。曾任北京中医药大学伤寒教研室主任、临床基础系主任，现为国家中医药管理局全国优秀中医临床人才研修项目优秀指导教师、第六批全国老中医药专家学术经验继承工作指导老师。华夏中医药发展基金会《伤寒杂病论》学术传承工作委员会主任委员、中国中医药信息学会张仲景研究分会名誉会长及学术顾问。

2002年国家中医药管理局选聘郝教授作为中医经典著作全国示范教学《伤寒论》主讲人，将其录制的视频《伤寒论精讲》作为"优才"研修项目的必修课程，并列入中医药国家级继续教育和远程教育项目。专著有《郝万山伤寒论讲稿》《伤寒论理论与临证》（中国台湾）等6部，主编、副主编、合著30余部著作，发表论文百余篇。

临床对焦虑症、抑郁症、强迫症、恐惧症以及多种心身性疾病的治疗有丰富经验。

郝老师是中医药传播的领航者，兼任海内外六所中医院校的客座教授，讲学足迹遍及亚欧美澳及国内大多数省市自治区。曾在中央电视台《百家讲坛》《文明之旅》《健康之路》，北京卫视《养生堂》及多省市电视台、电台等媒体，做过关于国学和中医药健康教育的节目。

郝老师也是利用互联网＋时代，构建特色中医传承教学体系的倡导者。他依托北京中医药大学建立北京中医药薪火传承"3+3"工程郝万山名医传承工作站，建立网络直播"郝万山伤寒传承班"精品课。采用互联网、讲座、面授、侍诊等多种立体传承形式，通过水平认证，择优选拔人才形成梯队，由师带徒这种可持续的传承模式，对中医经典爱好者进行学术指导。

经方治疗肿瘤的思考与实践

主讲人　郝万山

整理者　周培培

有一句话叫："粪堆长菌类，朽木生蘑菇。"如果是一棵生机勃勃、健康生长的大树，树干上是长不出蘑菇的。因此活跃人体的生机，消除肿瘤产生的环境，就有可能达到预防和治疗肿瘤的目的。那怎么活跃人体的生机呢？我是从舒达少阳来思考并实践的。

一、天之少阳

经常有人问，你们中医所说的"气"是什么？17世纪初至19世纪末属于经典物理学时期，人们认为构成宇宙、自然的是三个要素：物质、能量和信息。从这个角度来说，中医所说的"气"——这一个字就可以概括物质、能量和信息三个要素。但是自20世纪以来，新一代的物理学家成长起来，他们就在研究看得见摸得到的物质，是由什么组成的？答案是由分子组成的。分子是由什么组成的？是由原子组成的。原子是由什么组成的？是由基本粒子和夸克组成的。基本粒子和夸克是由什么组成的？是由看不见的能量漩涡组成的。这就是量子物理学的基本观点。所以量子物理学认为，构成宇宙的就是看不见的能量，而我们看得见的物质是什么？是能量的凝聚，是能量表达的另外一种方式。如果从量子物理学的角度来说，中医所说的"气"，就是量子物理学所说的"能量"。

中医所说的"气聚则成形"，这不就是量子物理学的观点吗？看不见的能量漩涡组成了夸克和基本粒子，基本粒子和夸克组成了原子，原子组成了分子，分子组成了看得见摸得着的物体，这就是"气聚则成形"。所以中医学很多基本观点具有穿越时空的智慧。

中医学用阴阳区分气的性质，用三阴三阳区分阴阳的量变，用五行阐述气的运动趋向。《黄帝内经》中的五行，是指气的五种运行、运动趋向，还把它叫作五气、五运。"行"是什么意思？《说文解字》说"人之步趋也"，即人迈步向前走。现代汉语中的人行道、步行街、自行车，其中的"行"字仍然是运行、运动的意思。所以五行，不是讲五种具体的物质、材料，而是讲气的五种不同的运动趋向。

《黄帝内经》把春三月和寅、卯、辰这三个时辰叫少阳、一阳。此时，阳光和煦，地面上接受阳气的量比较弱小，气温由低逐渐增高，我们都知道热胀效应，所以自然界气的运动特征是展发，展放。正如《素问·四气调神大论》所说"春三月，此谓发陈"。"发"就是展发、"陈"就是布陈，这是两个并列的动词，是讲春季这三个月和一天中的寅、卯、辰这三个时辰。自然界的能量是由中心向四周展发的，是展放的，这就是少阳之气的运动趋向。

但是气的运动，我们看不见、摸不着。古人是怎么知道的呢？所谓"格物致知"，就是通过观察事物的现象，探究它的本质来获得知识。这种气的运动看不见、摸不着，但是它们都应验在万事万物的生长活动状况中。在春季，人们虽然看不到植物的营养在向根的末梢输送、向枝条的末梢输送，但是人们却看到了植物的根须迅速向下伸展，植物的枝叶迅速向上展发，万物生机盎然的景象。《黄帝内经》称之为"春生"，并把气的这种展发运动趋向叫作木行、木气、木运。可见所谓木行，是指自然界的能量，也就是《黄帝内经》所说的"气"，由中心向四周展发的运行、运动趋向。

春季少阳木气的展发，激发推动了植物生机的活跃，对其一年的生长收藏极其重要。如果春不生则夏不长，夏不长则秋难收，秋不收则冬不藏，所以说"一年之计在于春"。

清晨少阳木气的展发，推动激发了植物一天的活跃，于是就有了"一日之计在于晨"的说法。

《黄帝内经》把人体的胆和三焦命名为少阳，那么胆和三焦所蕴藏的少阳木气，是否能够推动活跃整个人体的生机？是不是可以认为"一人之计在于胆和三焦呢"？

二、人体的少阳

胆和三焦所蕴藏的阳气不亢不烈，就像初升的太阳，所以把它叫作少阳、一阳，后世又称之为小阳、稚阳、嫩阳、幼阳，但是它具有温煦长养人体五脏六腑、推动活泼全身气机展发的作用。应时于春三月和一天的寅、卯、辰时。

少阳胆附于肝，有藏精汁、主疏泄、主决断、寄相火四个功能。

藏精汁、主疏泄的功能正常，胆汁的贮藏和排泄就有规律，阳明胃气可以降浊，太阴脾气可以升清，里气调畅。这两个功能直接关系到整个消化系统生机是否活跃，运作是否正常。

主疏泄、主决断、寄相火的功能正常，则此人处事果断而少犹豫，精神愉悦而少抑郁，身心放松而少焦虑，思维敏捷而少迟钝。这三项功能，直接影响人的心理状态、精神情绪，甚至会影响我们的工作学习效率和注意力等。

主疏泄和寄相火的功能正常，则五脏六腑的气机调畅，全身的新陈代谢旺盛，生机活泼。于是《黄帝内经》明确地说："凡十一脏取决于胆也。"五脏加六腑合起来是十一脏，这些脏腑各有各的新陈代谢、能量转化特征。但是他们的生机要想活跃起来，他们的功能要想活泼起来，全靠少阳胆腑一阳之气的推动、激发和促进，这就叫"凡十一脏取决于胆也"。因此我们可以说，一年之计在于春，一日之计在于晨，一人之计在于少阳胆腑。

《黄帝内经》把三焦也命名为少阳。三焦是水、火、气机的通道，气化的场所，元气的别使，且内寄相火。我们的祖先用字、用词是非常严谨的。"焦"字怎么写？上面一个鸟字，下面一个火字；或者上面三个鸟字，下面一个火字（图1）。所以，《说文解字》说："焦，火所伤也。"元代戴侗《六书故》说："焦，爝之近炭也。"焦的本意就是烧烤，就是燃烧的过程。燃烧的过程也就是氧化反应的过程，物体的燃烧放出了光和热，人体所需要的热能，则是由体内营养物质通过氧化反应而获得的。

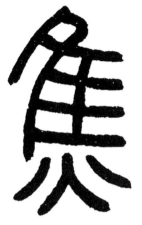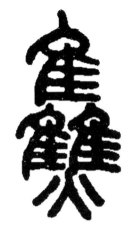

图1　篆体"焦"字

当然在人体内，有氧化反应就会有还原反应。所以我认为，"焦"字就是指人体内的氧化还原反应这一功能，也包括了物质代谢、能量转化等过程。"三"有"多"的意思，"三思"就是多多思考。三焦是指人体多处具有物质代谢、能量转化、氧化还原反应的场所，我们的每一个细胞、每一块组织、每一个脏腑都有物质代谢、能量转化、氧化还原反应，所以说"人体处处是三焦，人身无处不三焦"。

"三"当然也可以是指具体数字"3"。上焦如雾，宣五谷味，熏肤、泽毛、充身，若雾露之溉，讲的是上焦心肺布散水谷精微、布散营养，就像布散雾露一样。"中焦如沤"，"沤"是发酵池，讲的是中焦脾胃腐熟水谷、泌别清浊，就像发酵池一样。"下焦如渎"，"渎"是下水道，是污物处理场。讲的是直肠、膀胱就像污物污水处理场一样。上、中、下三个部位的代谢特征合起来，也叫三焦。

三焦调畅，表里内外的物质交换、能量转化、氧化还原反应皆畅达，整个人体的生机也必然活跃。所以从这个角度来说，舒达少阳三焦来活泼人体的生机，可以涉及每一个器官、每一个细胞。

天气会影响人的身心感受。如果阳光明媚、空气清新、温度湿度适宜，我们就会神清气爽、精力充沛、心情愉悦、思维敏捷。如果乌云密布、雾霾弥漫、温度高、湿度大，人就会烦闷难耐、焦虑抑郁、呼吸不畅、心慌心悸、疲乏无力、效率降低。三焦就是人体的天空，如果三焦畅，气血就流畅，代谢就活跃，这是体内的好天气，人的心情就愉悦，精力就充沛，全身就清爽，生机就活跃。如果三焦不畅、代谢紊乱，自然就要痰湿内生了。所有的物质代谢过程都是要靠水作为载体的，代谢紊乱就是水不能很好地代谢，自然聚而为痰湿，痰湿内盛就气血郁滞，这就是体内的坏天气，人就焦虑烦闷、思维迟钝、疲乏无力、心慌心悸、生机泯灭。这种状态下的人体就像处在潮湿阴暗环境中的朽木，会成为蘑菇生长的温床一样，会导致甲状腺结节、乳腺结节、子宫肌瘤、脂肪瘤，甚至肿瘤等疾病的出现。而究其源头，这一切都是体内的"坏天气"导致的。

人体少阳胆腑和三焦之木气展发，对肝气的疏泄、心阳的振作、心律的稳定、脾胃的升降、肺气的宣发肃降、肾气的藏泄、表气的布达、里气的疏通、细胞的代谢、能量的合成输布和利用、情绪的稳定和舒畅等都有着调节、控制、激发、推动的作用。所以，《素问·阴阳离合论》说："少阳主枢。"就像门上的合页，主管着门扇的开合；就像轮子上的轴承，主管着整个轮子的转动。所以少阳生机活泼，就意味着人体的生机活跃。因此，舒达少阳，就有可能起到防治肿瘤的效果。

三、舒达少阳选方思考

《伤寒论》中小柴胡汤为舒达少阳的经典方剂，可是小柴胡汤里并没有很多助阳的药。助少阳阳气，我一般情况下不选附子而用桂枝，于是我就想到了柴胡桂枝汤。它是由小柴胡汤和桂枝汤各取二分之一剂量相合而成，有舒达少阳、调和营卫的作用。小柴胡汤和枢机、解郁结，但助少阳之力不足，所以取桂枝、甘草辛甘化阳以助心胆之阳；芍药养肝血助疏泄，以增强木气的展发之力。小柴胡汤里只有半夏、生姜二味化痰浊、去痰饮、畅三焦，显然力量不足，更何况柴胡桂枝汤尚无宁心神之力。所以选配温胆汤。温胆汤在《千金要方》和《外台秘要》里都有记载，《外台秘要》注明，温胆汤原载于已经亡佚的《集验方》，由生姜、半夏、橘皮、竹茹、枳实、甘草组成，治"大病后，虚烦不得眠，此胆寒故也"，而"胆寒"就是指少阳、一阳之气不足。宋代的《三因极一病证方论》在这个方子里加了茯苓、大枣，仍叫温胆汤，治疗"心胆虚怯，触事易惊，梦寐不祥，或异象感惑，遂致心惊胆慑，气郁生涎，涎与气抟，变生诸证。或短气悸乏，或复自汗，四肢浮肿，饮食无味，心虚烦闷，坐卧不安"。这些症状正是焦虑抑郁的表现，所以当病人主诉诸多症状，没完没了地述说，医生抓不到要领的时候，就可以考虑用柴胡桂枝汤和温胆汤合方。但是，宁心神的力量还不够，因此我选孙思邈的定志小丸。定志小丸出自《千金要方·卷十四》，它治疗"心气不定"，即心中恍惚、烦闷、注意力不集中、效率下降；"五脏不足"，即全身没劲；"甚者忧愁悲伤不乐，忽忽喜忘"，即高兴不起来、注意力不集中等情绪低落、精神抑郁的临床表现。同时记载了"朝瘥暮剧，或暮瘥朝发"，这是中医文献史上第一次提出病有朝暮轻重之别的记载，正符合焦虑抑郁患者的晨重暮轻、晨轻暮重的临床特征。定志小丸有四味药：人参，茯苓，菖蒲，远志。人参在柴胡桂枝汤里有，茯苓在温胆汤里有，也就是在柴胡桂枝汤和温胆汤中加菖蒲、远志，就可以达到豁痰开窍、振心阳、益智慧、醒心神的目的。柴胡桂枝汤、温胆汤、定志小丸三方相合，我称之为柴桂温胆定志汤。

四、柴桂温胆定志汤基础方

柴胡、黄芩、桂枝、白芍、陈皮、半夏、茯苓、竹茹、枳实、菖蒲、远志、党参、炙甘草。

此方益少阳、畅气机、化痰浊、宁心神，进而活跃全身的生机，通过加减能广泛用于多种精神性疾病和心身性疾病。精神性疾病如抑郁症、焦虑症、强迫症、恐惧症、起床困难综合征、选择困难症、储物癖等。心身性疾病如高血压、高脂血症、动脉硬化、冠心病、紧张性头痛、偏头痛及莫名其妙的躯体疼痛等。消化系统从上到下所有的病症，儿童厌食、遗尿、夜惊、抽动秽语综合征、类风湿关节炎、肿瘤、糖尿病、甲亢、各种皮肤病和呼吸系统疾病、男性的性功能障碍，女性的月经紊乱，以及某些不孕症、痛经、闭经、癥病，等等。

五、舒达少阳防治肿瘤验案一则

李某，男，32岁，2016年5月14日初诊。低热，口苦，腹胀，尿少，乏力，面色苍黄晦暗，憔悴神疲，3～5日大便一次，排便困难，舌质黯，苔白厚腻，脉弦滑大。

乙肝病史10年，2016年5月7日查AFP 989.8ng/mL，肝右叶巨大占位性病变（图2），考虑肝癌，大小约15cm×13.2cm，没有进行放疗、化疗和介入疗法。治法：舒少阳，散结聚，健脾胃，清湿热，宁心神。

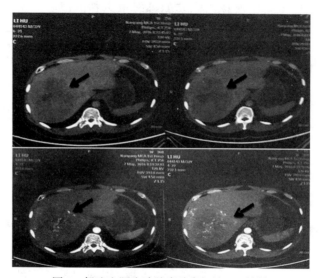

图2 舒达少阳防治肿瘤验案初诊CT结果

处方：柴胡、香橼、佛手、茵陈、白花蛇舌草、半枝莲、蒲公英、枳壳、茯苓、莪术、炒白术、生白术、党参、远志、菖蒲、生甘草。14剂，效可再服。

1年后患者复诊，自言服用此方近半年，自觉诸多症状逐渐消失。现尚有腹部易发凉、大便偏软，脉弦滑，舌红苔薄白。治法：舒少阳，健脾胃，化湿浊，散结聚，宁心神。

处方：柴胡、香橼、茵陈、陈皮、半夏、茯苓、炮姜炭、炒白术、莪术、党参、远志、石菖蒲、炙甘草，14剂。

2017年7月29日，三诊：肝功能正常，时有腹胀，脉弦滑，舌淡红，苔薄白。治法：舒少阳，散结聚，和脾胃，宁心神。

2017 年 11 月 1 日，AFP 1027ng/mL 查说明肿瘤并没有消失，但是病变部位有所减小（图 3）。

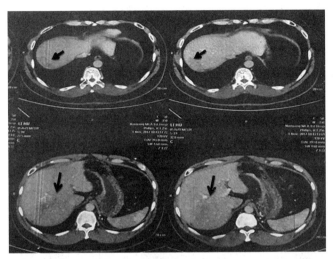

图 3　舒达少阳防治肿瘤验案 2017 年 11 月 1 日 CT 结果

2017 年 11 月 18 日，患者自述喝酒、熬夜，导致转氨酶轻度升高。嘱患者仍用原方服用 3 月余。

2018 年 3 月 30 日，检查示肝占位病变，考虑肝癌。肿瘤大小为 53.4mm × 41.8mm（图 4）。

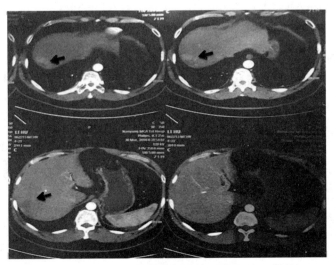

图 4　舒达少阳防治肿瘤验案 2018 年 3 月 30 日 CT 结果

治疗回顾：男性，32岁，乙肝病史10年，2016年5月7日，检查示肝右叶巨大占位性病变，15cm×13.2cm；经用舒少阳、散结聚、健脾胃、宁心神的方法治疗，2018年3月30日复查示肝顶部积水，肝右后叶可见不规则肿块，边缘模糊，最大5.34cm×4.18cm，纯中药治疗后肿块体积减小，带瘤生存，生活质量好。

2019年4月3日上午复诊：无任何不适，只是希望巩固疗效。方用柴胡、茵陈、蒲公英、三棱、莪术、炒白术、陈皮、茯苓、党参、远志、石菖蒲、炙甘草。间断服用至今，正常生活工作。

此法对肿瘤术后、放化疗后等遗留问题的调治，也有较好效果。

过去我用此方治疗过3例肝癌晚期的患者。此3例患者年龄大，不适合放化疗。3例患者生存期均超过1年，其中一人存活18个月，而且在他们的病程中，没有遭受过剧烈疼痛的折磨。对于肝癌，除了用柴桂温胆定志汤作为基础方畅三焦、助少阳外，还应根据具体情况进行加减。清热解毒祛湿选白花蛇舌草、半枝莲、蒲公英、栀子、茵陈；散结聚选三棱、莪术，配用白术，是为了防止三棱、莪术破气，也可以选夏枯草、浙贝母；宁心神配合炒枣仁、合欢皮；降转氨酶配五味子；消腹水配五苓散或猪苓汤。这样随症加减，可以提高患者的生存质量，适当延长患者的存活时间。

六、自我调节机能是人体健康的守护神

自我调节机能是与生俱来的，是大自然赋予人体的，是一种自动优化的调节机能，同时也是人体最重要的生理机能。

（一）自我调节机能的作用

第一，调节体内各器官机能的稳定性和协调性。比如，饭菜放到桌子上，你在等朋友一起来吃饭，这时候打开一瓶茅台酒，闻着酒香，看着色、香、味俱佳的菜肴，你的唾液开始分泌了，胃肠开始蠕动了，这个过程你丝毫没有用意念指挥过，完全是条件反射，这就是自我调节机能在协调内脏的稳定性。你吃了第一口饭，胆囊中的胆汁一下子就排到十二指肠，你同样没有指挥过，这也是自我调节机能在发挥作用。

第二，调节人体对外环境的适应性和顺应性。外面天气热，我们的身体自动打开皮肤上的汗孔，以出汗的方式来散热。一回到房间，房间温度低于室外，我们的身体就会自动关上皮肤上的汗孔，减少出汗，从而减少体温的散失。这些你都没有想过，也并没有参与指挥，但人体仍在自动调节。

第三，抵抗内生或外来的各种致病因素。

第四，对人体的亚健康状态进行自动修复。

这个机能在《黄帝内经》中是用正气、真气来表达的，"恬淡虚无，真气从之""正气存内，邪不可干"。正气和真气，都是指人体的自我调节机能，包括生理活动能力、环境适应能力、抗病能力，以及得病后的修复、康复能力，也包括西医学所说的免疫功能。在生理、防病、康复上，都有着关键的作用。

（二）影响健康的因素

第一，负向情绪对自我调节机能的干扰和消耗。很多病人自称气虚，时常疲乏无力，医生在仔细问诊后得知患者平时情绪不好，高兴不起来，遇到事儿就纠结放不下。国外有人用物理学测肌力的方式做过试验，一个微笑可以使肌肉的力量明显增强，而一句抱怨、怨恨的话可以使肌力马上下降。往往我们没劲儿不是因为能量不够，而是能量发挥不出来。这就像一辆汽车，它开不快、开不动，不一定是没油了，很可能是油路不畅，即使把油箱加满到流出来也不管用。因此，负向情绪可以完全抑制和干扰人体的自我调节机能。

第二，违逆规律的生活方式会导致自我调节机能过度耗损。春生、夏长、秋收、冬藏是自然规律，作为一颗种子，冬天非要生根发芽就会被冻死。现代人凤兴夜寐，这是遵照自然规律，如果反其道而行之，晚上不睡白天睡，就会消耗人体自我调节机能，进而影响健康。

第三，年龄因素。随着年龄的增长，自我调节机能会出现自然衰退或疲劳。中老年以后，自我调节机能、自我修复机能就会逐渐衰退。

第四，外来致病因素会对自我调节机能造成直接伤害。也就是说，疾病是影响人体健康的因素之一。

（三）养生防病的原则

第一，修身养性。管理调节情绪，减少负向情绪对机体造成的压力和消耗。有统计说，如果每天都保持愉快的心情，就可以多活五到十年。因此要学会调控情绪。

第二，顺应自然。顺应自然规律和生命规律，减少自我调节机能的无故耗损，才能使自我调节机能长久地发挥作用。

第三，不断鞭策以增强自我调节机能的活力。运用刺激手段，促进激发自我调节机能，使它永葆旺盛活力。

第四，防御外邪。防御外邪，可以减少致病因素对自我调节机能的直接伤害。

这四条都要自己来做，所以我们说健康掌握在自己手里。我今天重点要谈的是，运用刺激手段促进激发自我调节机能，使它永葆旺盛的活力。

（四）自我调节机能的鞭策

随着心理社会压力的增加和年龄的增长，人体的自我调节机能会耗损、会疲劳、会衰退。这就像我们骑着一匹马，我们跑到中途，它累了，它要偷懒，它不跑了，骑手就要用鞭子抽它，鞭策它继续跑起来。所以对待人体的自我调节机能，也要用类似的方法来不断促进和鞭策。

1. 鞭策原则

自我调节机能鞭策原则是指运用各种物理的刺激手段，通过改善肌体血液循环和促进经络经气的运行，达到激发促进推动人体自我调节机能的效果，进而起到调节身心、保持健康、消除亚健康状态的作用，同时也起到活泼人体生机的作用。

2. 刺激方法

拍打、搓揉、刮痧、拔罐、循经推按调理、正脊、推拿、点穴、敷药、针刺、艾灸、埋线、放血、足部按摩、足浴、药浴等传统方法，以及陈虹樑老师的指尖易筋疗法、祝总骧老师倡导的三一二经络锻炼法等，这些都属于刺激疗法。都是运用物理的手段，通过刺激特定的部位来达到促进、推动、激发人体自我调节机能的效果。

3. 鞭策刺激区域

（1）以痛为输法：即指什么地方疼就刺激什么地方。"以痛为输"是《灵枢经》的说法，"输"就是运输的意思。刺激有阳性反应，也就是特别敏感的地方，会起到输运气血的作用。"痛则不通，通则不痛"，就是说这个地方疼痛是因为它不通畅了。孙思邈《千金要方》又把这样的区域叫作阿是穴。这类穴位没有固定的名称和位置。后来也叫不定穴、天应穴。陈虹樑老师对于"天应穴"有新的研究成果，有机会大家可以了解一下。

（2）体表投影法：即指内脏器官在体表都有特定的投影区，因此可以通过刮痧按摩刺激不同的区域以达到治疗的目的。

胃痛，就在胃的投影区域来选择刺激的部位。肚子痛，就在结肠、小肠的刺激区域进行选择。寒证多用按压，热证、实证多用提拉。我们举个例子，如果怀疑冠状动脉供血不足，可以选择心前区的屋翳穴、灵虚穴、天池穴和后背的心俞穴，如果按下去都有明显的压痛，而且伴有胸闷的话，就提示患者的心肌供血不足，需要进一步做心电图和冠状动脉造影检查。如果这四个点有两三个点感到明显的压痛、敏感，可怀疑冠状动脉供血不足；如果只有一个点压上去疼、酸、闷，其他点都没有，那大多是和心脏没有关系而是局部的肌肉损伤。心前区的肌肉比较嫩，不宜用力按摩，只用手指放上去震颤，震颤的频率为 160 次 / 分左右，通过震颤，胸大肌供血改善了，整个胸大肌有发热的感觉，进一步就会使心包供血改善。心脏的供血改善，这就是体表投影法的应用。

（3）部位对应法：部位对应法包括了顺序对应、两极对应、上下左右对应、前后对应和同类对应。

①顺序对应。躯干每一节肢体对应内脏穴区的分布，大体是依照人体从头至尾各器官的次序排布的（图5）。

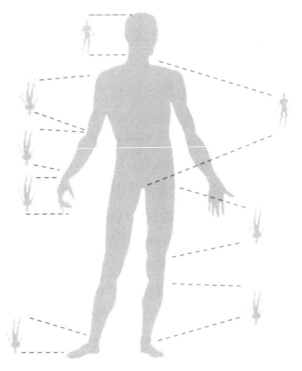

图 5　顺序对应法图

　　我们每一节肢体，都有五脏六腑排布的穴区或者反射区。比如头部眉心提示了心肺功能。所以相书上说，印堂发亮，时运正旺，它是有生理基础的。印堂发亮，说明他的心肺功能好，精力充沛，注意力集中，工作效率高，思维敏捷，所以他做事的成功率就高。如果你看到一个人，他脑门这地方是一团黑气，就提示他的心肺功能很差。其他的五官也有相应的反射区，比如鼻子在面部属于中间部位，它和脾胃对应，如果鼻子总是长红疙瘩，那是提示脾胃有热。如果下颌部位总长痤疮，提示此人阴虚火旺，下元阴虚，虚火上炎。

　　第二掌骨穴区的分布（图6），远端是头，近端是足，各个脏腑按照不同的对应区域依次分布。但是第二掌骨范围太小、肌肉太薄，对整个人体影响太弱，因此我建议以小腿作为判断区域。小腿胫骨内侧缘（图7）和脾经的循行部位大体相当，在内踝这个地方是头，靠近膝关节这个地方是足，然后人体脏腑，从下到上的次序依次是脖子、上肢、肺、心、胃、胰、肝、脾、十二指肠，这是按照解剖学的顺序。我们熟知的华佗夹脊穴，也是按照这个顺序对应的。

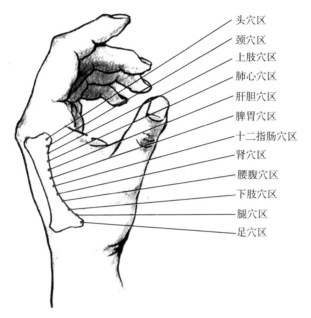

图 6　第二掌骨侧全息图

头穴区
颈穴区
上肢穴区
肺心穴区
肝胆穴区
脾胃穴区
十二指肠穴区
肾穴区
腰腹穴区
下肢穴区
腿穴区
足穴区

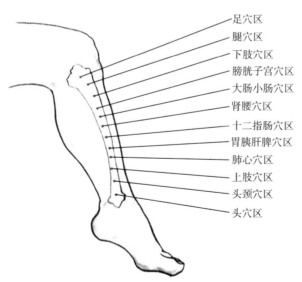

足穴区
腿穴区
下肢穴区
膀胱子宫穴区
大肠小肠穴区
肾腰穴区
十二指肠穴区
胃胰肝脾穴区
肺心穴区
上肢穴区
头颈穴区
头穴区

图 7　小腿胫骨内侧缘系统穴区

一个 18 岁的女孩儿，一边骑车一边吃东西，引发了剧烈的胃疼。来门诊求治，我在其胫骨的内侧缘中间靠上的地方，摸到一个结节，我轻轻一压，她说："哎呀，老师轻点，痛死了！"我轻轻地按摩这个位置，直到局部不痛了，那个结节消失了，她的胃痛也就缓解了。她说："老师，为什么揉这儿就能治我的胃疼啊？"我说："你现在是胃痉挛啊，所以在你小腿对应胃部的位置也在痉挛。"

有个西医老师去找我说："老师啊，我闺女痛经在床上打滚，你能不能去看看？"她家就住在离我们办公楼不远的西一楼，她一边走一边很生气地说："我这个闺女，原来例假挺好的，有一次，她在家里说，她们同学生理期的时候都肚子疼，可以请假休息不上学，她怎么不疼呀？"结果下一次生理期到来的时候这孩子就开始痛经。她妈妈就非常生气，你不是看别人疼你羡慕吗？这次就让你疼，自个儿去想办法。这个十三岁的孩子，自己到医院挂了个号，打了止痛针好了。这次又在床上打滚，疼得受不了，还伴有呕吐。妈妈还是心软，就来找我想办法。进到家里，我看到这孩子正在床上侧着躺着，一条腿在那儿蜷着，十分痛苦。我就顺着她胫骨的内侧缘往上摸，当摸到靠膝关节时候。女孩大叫："哎呀，伯伯您轻点，疼死了！"我说："我根本就没用劲，只是这个地方有个结节。为什么呢？因为子宫在痉挛的时候，这个地方也在痉挛。"我轻轻按摩这个压痛点，前后也就五分钟，这个孩子坐起来，拍拍肚子："哎呀，这怎么可能！我上次疼得不得了，到医院打了一针还疼了四十分钟，您怎么在这儿按摩了几分钟就不疼了？"我说："你的痛经是个心身性疾病，你看着别人疼你不疼，等你来例假的时候，你的意念就要关注到子宫，体会它是否会痛，这子宫一紧张，它就抽筋，痛经就这样产生了，所以以后千万不要对自己的身体有不良意念。"

②两极对应。地球的两极都是冰雪覆盖的地方，这就是两极对应。人是大自然所化生的，人的头部毛发和胡须是两极对应，躯干部胸毛和阴毛也是两极对应。

有一个女士，五十多岁，更年期，心烦，脸通红通红的，脚冰凉冰凉的，严重失眠，吃安眠药也睡不着，我给她用了药，效果也不理想。我说："你回家把蒜捣碎了，敷在涌泉穴上，用保鲜膜包上，穿上袜子，敷一个半小时就取下来，敷的时间太长，会起疱。"并告诉她"敷上蒜之后躺在床上休息，千万不要睡着"。四周后她来复诊，笑着对我说："那天我敷上蒜，就觉得你的话很可笑，我根本不可能睡着，你还告诉我千万不要睡着。没想到，晚上敷上蒜以后居然不知不觉地睡着了，结果脚痛，痛醒了，一看表，已经是后半夜三点半了。从那以后，我睡得好好的。"她的症状是头胀、面红、足冷，明显的上热下寒，因此用蒜捣泥外敷涌泉穴，这是根据两极对应，引热下行的方法。但是蒜敷时间久了会把皮肤灼伤，所以后来我治疗失眠的患者就选吴茱萸粉，陈醋调膏，用三伏贴的胶布将药膏贴在涌泉穴上，贴多长时间都不会起疱，这种方法同样可以起到引热下行，促进睡眠的效果。

针刺涌泉穴，可以治疗精神分裂症的躁狂，也可以治疗顽固性头痛。脱肛、子宫下垂，可以按摩或针刺百会穴；小儿秋季腹泻，用绿豆面、鸡蛋清调和，敷在百会穴上三五天，就可以止腹泻。大家会不会有疑问，这本来是虚寒性的腹泻，怎么用寒凉的绿豆面，还用蛋清调？这就叫两极对应的治疗方法。

③上下对应、左右对应。《素问·阴阳应象大论》说："善用针者，从阴引阳，从阳引阴，以左治右，以右治左。"《素问·五常政大论》说："病在上取之下，病在下取之上，病在中旁取之。"《素问·缪刺论》说："左取右，右取左，左刺右，右刺左。"如果直接刺激病灶，病灶气血瘀阻，反应迟钝，刺激后的效果反而不好，因此就刺激和病灶相对应的部位。

有一次，我在澳大利亚讲课，两个白人女孩架着一个看上去像是华人的女孩从教室门口进来了。那女孩是我们学校毕业的，进门的时候只顾看我没看路，一下把左脚脚踝扭了，疼得流泪。我说："坐下坐下，我给你揉一揉。"她说："老师我这脚踝不敢碰。""我不给你揉脚踝。"我按摩她的手腕，我只轻轻一摸，她就感觉到非常疼痛。我说你的手腕平时不会痛，现在脚踝扭伤了，因为腕部和脚踝是兄弟关系，哥哥受伤了，弟弟能不心疼吗？两个手腕都可以按摩，同时还可以按摩对侧的踝关节，那是双胞胎，也特别敏感。所以一个地方有伤，我们找到三个按摩的地方，这就是上下对应、左右对应的结合。

④前后对应。一位刮痧老师跟我说："我给人刮痧后，看她后背出痧的形状，就能知道她前面有没有乳腺增生，她的乳腺增生是条索状的还是圆块状的，这是什么道理？"我说："是呀，如果你后面出痧的范围是条索状的，那么前面的乳腺增生就是个条索；如果后面是圆块状的，前面的乳腺增生就是个圆块。"这叫前后对应。如果拿一块钱的钢镚儿放在桌子上，把纸铺上去，

拿铅在纸上面画，画出来的就是钢镚儿的样子。刮痧是一样的道理，皮肤下有一块儿硬的肌肉，刮上去之后，硬的那个地方小血管就破了，就出痧了，这块肌肉硬，就是我们通常所说的结节，如果结节是个圆块的，它前面的乳腺增生就是圆块的，如果是条索的，前面的乳腺增生就是条索状的，这就叫前后对应。有人治腰痛，在肚脐上针刺；有人治肚子痛，在后背扎针，这都是前后对应原理的应用。

⑤同类对应。人在中暑的时候出现高热昏迷，采取十宣放血的方法治疗。十宣放血就是给十个手指头放血，这就叫"以头治头"。肚子胀、肚子疼的时候，揉腿肚子、揉"胳膊肚子"都能起到缓解腹胀腹痛的作用，这就叫同类对应。

以上所谈到的刺激区域的选择，算是对经络腧穴学说的补充，谨供大家参考而已。

扫码看视频　　　　扫码看视频

◆ 裴永清教授

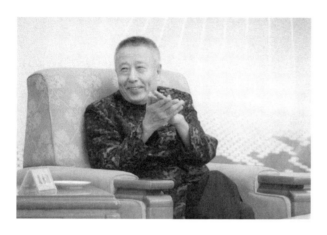

讲师简介：北京中医药大学教授，中医界首届硕士研究生，主任医师，硕士研究生导师，首都国医名师。师承刘渡舟教授。

社会任职：中国中医药信息研究会学术流派研究分会会长。

擅长领域：在肝病的研究和治疗上有突出贡献，临床治疗痛风、过敏性紫癜、过敏性哮喘、过敏性鼻炎、萎缩性胃炎、慢性支气管炎、乙肝、肝硬化（早中期）、类风湿性关节炎（早中期）、慢性湿疹、过敏性湿疹、胆囊炎、肾结石、缺血性脑血管病，妇人月经不调、妊娠咳喘，慢性结肠炎、复发性口腔溃疡，儿科腺样体肥大、小儿咳喘、丹毒、痤疮等杂病，疗效显著而可靠。

学术思想：裴永清教授德高望重，中医功底深厚，数十年深研经方、活用时方，验之于临床。吸取前人研究方法之经验，结合临床体会，归纳"《伤寒论》研究十三法"，提倡"古为今用、洋为中用、活学活用""经方是源、时方是流，源流结合""纳诸家所长，融会贯通""中医西医相互补充"的学术观点。代表作：《伤寒论临床应用五十论》《裴永清医案医话》。

再论普济消毒饮

主讲人　裴永清

整　理　周培培

　　众所周知，普济消毒饮是个名方，是金、元时期补土派的代表人李东垣先生所创。20世纪60年代，在我读大学时，老师在课堂上教我们说：普济消毒饮是李东垣先生治疗"大头瘟"，也就是"大头天行"的方剂，现代用它来治疗病毒性腮腺炎，中医称之为"痄腮"。几十年来我都是按照老师那时的教导使用这个方子。直到大约十年前，我开始对临床的常用方、常用药溯本求源。在这个过程中，查阅了一些关于普济消毒饮的古籍资料。读到1979年版的全国统编教材《方剂学》（广州中医学院主编，上海科学技术出版社出版）中提示此方是"录自《医方集解》"。可见这本《方剂学》的作者，他并没有看到李东垣先生对普济消毒饮的原述，而是引自《医方集解》。因此，我找到汪昂编的《医方集解》，书中在论述普济消毒饮的结尾时用小字提出"然十书中无此方，见于《准绳》"（十书是指李东垣先生所著的十本医书，包括《脾胃论》《内外伤辨惑论》《伤寒会要》《兰室秘藏》《医学法门》等）。可见李东垣所有的书中都没有提到这个方子，《医方集解》的作者汪昂说他是从明代王肯堂所著的《证治准绳》中查到的。汪昂也没有看到李东垣的原著。于是我又费尽周折去查找王肯堂的《证治准绳》，《证治准绳》一共六册，在第一册的杂病部分找到了这个方子，但是方子里并没有注明剂量，也没有说明此方的出处，就说此方是李东垣的方，出自哪里没有说明，这条线索就中断了。后来我把自己书房内所有的方书翻出来找了又找，终于在许济群主编、王绵之副主编的上海科学技术出版社出版的《方剂学》（1985年第1版、1993年第10次印刷）中寻到此方出自《东垣试效方》、录自《普济方》，到这里我才明白李东垣普济消毒饮的方子出自《东垣试效方》。可是我的书房里没有这本书，去图书馆借也没借到，百般无奈之下只好求助于跟着我出门诊的青年同志蒋静，终于在网上查到《东垣试效方》一书，查到以后我喜出望外，买了四本，自己留一本，其余三本赠给了当时在场的三位同学。在该书第九卷《杂方门》中的《时毒治验》这一节，里面详细地描述了李东垣先生当时是怎么用普济消毒饮治病的。原文说："泰和二年，四月民多疫病，初觉憎寒体重，次传头面肿盛，目不能开，上喘，咽喉不利，口干舌燥，称大头天行。亲戚不相访问，如染之，多不救，医以承气加板蓝根下之，终莫能愈。"于是请李东垣先生救治，东垣出此方治疗，病人全活，"时人皆曰此方天人所制，遂刻于石以传永久，普济消毒饮子。"可见李东垣先生的普济消毒饮，其原方名是普济消毒饮子，因其卓越的功效，当时的人觉得是天人所赐的法宝，于是就刻到石头上留给后人用。而我思考了很久，现在的《方剂学》在论述此方的时候，没有抓住李东垣先生当年的原意，只简单介绍了当时李东垣先生用它治疗大头瘟，并且把大头瘟和时瘟也就是丹毒联系在一起。原文中介绍"亲戚不相访问，如染之，多不救"，说明李东垣先生所治的大头瘟是传染性极强的，健康人去看望病人的时候就感染了，而丹毒有这么大的传染性吗？显然是没有的。因此，医书上把李东垣先生当时用普济消毒饮治疗的大头瘟当成现代的面部丹毒不太合适，这是第一个问题。第二个问题，我们现代《方剂学》解释它可以治疗面部丹毒和腮腺炎，这个说法和李东垣先生的原文相差很远。李东垣先生说得很清楚"初觉憎寒体重，次传头面肿盛，目不能开，上喘，咽喉不利，口干舌燥"，这一段总结出了八个字——头面肿盛，咽喉不利。头面肿盛，肿到什么程度，他的形容是目不能开，肿得眼睛都睁不开，头很大，上喘，咽喉不利，口干舌燥。形成这种症状的原因有很多，不只是腮腺炎，后人用它来治疗腮腺炎，是对普济消毒饮的活用。虽然李东垣先生当时用这个方子的确治疗了大头瘟，但并不是局限于治疗大头瘟，他所描述的普济消毒饮所治之证，也绝不是现在方剂学描述的仅用于治疗面部丹毒、疖腮那么小的范围。

这个方子在当今中医临床应用中已经很大程度上不完全符合李东垣先生的原方主治证情。因此，我今天把东垣先生的原意概括起来，即凡是具有头面肿盛、咽喉不利证候的疾病都属于普济消毒饮的治疗范畴。假如用中医的临床思维概括性地来对它进行定性、定位，就是凡属于病位在头颈部的各种肿物、肿块、肿毒，包括瘤，病性是属于实热和温热时毒之类的病，热性、热毒之类的病皆适用。这是我在读完原文后对该方的发现和发掘过程中得到的结论，该方不仅仅局限于治疗腮腺炎，并且在将普济消毒饮的应用范围扩展后的临床验证中证实，其疗效极佳，收益颇多。现在我将临床中应用普济消毒饮的例子归纳总结，与各位共享、共勉。

例一：这个病案与肿瘤有关。患者是山东菏泽人，2015 年 1 月 10 日来到我的门诊。30 多岁的男人领着 7 岁多的小孩，孩子姓商，在他爸爸交代病情的时候，孩子一声不吭，坐在那儿发呆。患者的父亲拿出一大堆磁共振片子，说孩子曾在菏泽地区医院和北京 301 医院就诊过，诊断相同，患有"浸润性嗜酸性细胞肉芽肿"，西医建议手术，但是手术的风险很大，孩子这么小，我们想看看中医有什么好办法可以不用开刀。我不会看磁共振片子，而跟我出门诊的弟子中有几位是脑科主任，一位是秦皇岛市中医院肿瘤科主任，还有两位分别是衡水和邯郸的脑科主任，正好在我身边，他们看完片子后用腿碰我，说：老师，您看他的颅骨都损失了。查看肿物在右耳前上方，约 4cm×4cm，高出皮肤 1.5cm，表面摸着不光滑，一碰还疼，一摸还微微有点发热，西医诊断为浸润性嗜酸性细胞肉芽肿，药物治疗无济于事，唯一的方法就是手术，所以西医才说赶紧手术，不手术，孩子将来更麻烦，现在肿瘤浸润，局部颅骨已经损失了 2cm。我实事求是地跟患儿父亲说这个脑组织和外面的肿瘤就隔着一层脑膜了，我还是建议手术，因为我不会治。这时患儿的父亲掉下了眼泪，告诉我说不手术，西医说孩子手术过程当中有一定危险性，术后也可能有后遗症，包括智障、植物人等。我并不精通儿科，也不会治肿瘤，手里也没有现成的治肿瘤的方子。孩子的病位就在头颈部，属于热毒的各种肿痛、肿物、毒瘤。然后我想到了普济消毒饮，李东垣先生的原文中说过"初觉憎寒体重，次传头面肿盛，目不能开，上喘，咽喉不利，口干舌燥"，头面肿盛，盛就是肿大，头面部肿得厉害，属于热毒就可以用这个方子。而这个孩子的脑组织肿瘤浸润，肿物高出皮肤，压之疼痛，轻度发热，患儿面色潮红而暗，舌黄腻尖红，脉滑数，很符合普济消毒饮的适应证——头面肿盛。我曾经在临床当中治愈过一例袁姓患者，在胃中长出肿物——浸润性嗜酸性细胞肉芽肿的癌前病变。所以面对这个患儿我果断遣方用药，于普济消毒饮中加了几味药，然后又把杨栗山的"升降散"套进去，就是普济消毒饮的原方加升降散再加鱼腥草 30g，北豆根 30g。因为孩子的舌苔比较腻，所以我又加了生薏苡仁 30g，金银花 30g，蒲公英 30g。在诊病过程中我了解到这个孩子的家里有人做小买卖，经常给孩子钱让孩子自己去街上买吃的，想吃什么吃什么。于是孩子整天吃些鱼肉海鲜、甜食油腻、牛肉干、各种饮料水果。因此判断孩子的病就是饮食不节造成的。我告诉孩子的家长，孩子一定要忌口，而且要禁止剧烈运动和防止外伤。我给孩子开了 7 剂药，嘱咐要是不舒服就赶紧停，因为我自己也没把握。一星期后，患儿第二次来看病的时候，他的父亲又拿了一张新的磁共振片子。我旁边的同事看完说，老师您看，他的骨头已经长出来好多了，2cm 左右的缺失大概还剩 2mm 左右，7 剂汤药就让患者头部的肿物消了很多。问题是我的方子中大都是祛邪的药，没有长骨头的药，看到患者的骨头长出来，也出乎我的意料。孩子才七八岁，是稚阴稚阳之体，正在生长发育中，生机勃勃，由于毒邪入侵，浸润颅骨，造成颅骨 2cm 的缺失，一旦堵截了致病因素，中医叫祛邪，邪去则正安，正常的生理发育就会促进骨骼愈合，所以骨头可以生长得这么快。如果是七八十岁的老人，骨头是长不了那么快的。我很高兴，在原方基础上加减，又开了 7 剂药。等到患者吃完 14 剂药回来复诊的时候，不但头部肿物消失了，缺失的骨头也已经全长好了，从外表看不出肿物的存在。我站在孩子后面，用手摸他的头部，虽然表面上看不出肿了，但是两个手摸起来有肿物的地方皮肤还是厚一点。患者坚持服药到 21 剂的时候，孩子父亲很紧张地说："裴老您看孩子原来的地方都消利索了，可是从右额角处又鼓出来一个大拇指甲盖大小的肿物。"经过普济消毒饮的治疗，原来的肿物消掉了，又长出来一个，恰好体现此病"浸润性"的特点。西医诊断病名描述得很形象，浸润性嗜酸性细胞肉芽肿，所以病变的部位会呈浸润性改变，病邪也会自寻出路，另寻适合生长的地方。这个时候正是乘胜追击的好时机，中医常说效不更方，既然对证有效，就不要擅自改变治疗方针，依然按照原方思路治疗。7 天之后复诊，果然新的肿物完全消失。

在服药的 1 个月中，自始至终按照普济消毒饮原方加减治疗，没有出现任何不良反应，不但肿物消减迅速，孩子的脸色也逐渐红润有光泽，潮红消退，虚浮感消失。为了巩固治疗效果，彻底清除毒邪，一直没敢停药，患者是 1 月份就诊的，一直治到 6 月 15 日，舌象也正常了。毕竟医生不能仅仅靠患者的主观感觉作为判断治愈与否的依据。一些肿瘤患者，包括肺癌、肝癌患者，自己没有任何不适症状，经常是无意之间去医院查血才发现异常，进一步检查磁共振时才发现肿瘤。当我治疗肝硬化或肝癌术后的肝硬化等疾病时，都是用西医的检查来确定是否治愈，西医的检查手段可以作为中医疗效的评估标准，这就是西为中用。因此对于这个小患者，也不能单纯地根据他主观的感觉，或者舌脉来判断，要用西医诊断方式来帮助判断疗效如何。当患者回到 301 医院复查磁共振时，医生对比前后的结果十分惊讶，肿物完全消失，好奇地问这个病在哪治的，怎么治的？患儿家属说孩子吃一个老中医的药，别的药什么都没吃。这位大夫难以置信地说："这种病若是纯用中药治疗，能够达到完全治愈简直是天方夜谭。"听到家属给我转述这段话，我不认为这位医生是在讥讽中医，在实际病例面前，这种质疑反而是对中医药疗效的一种肯定。

这个病例属于癌前病变，根据患者的症状表现，符合普济消毒饮的特征——头面肿盛，由热毒邪气引起，在普济消毒饮基础上加减治疗 5 个月后痊愈。我和大家分享这个真实案例的目的不是想显示医术的高低。因为所有的医生，无论年龄大小，治好几个疑难病，不足以为怪。我是想说明，如果不读李东垣的《东垣试效方》这本书，看不到李东垣对普济消毒饮适应证的描述，我就不会用普济消毒饮治疗头面部的肿物。治愈这个患者的不是我，而是李东垣先生。我的体会是，使用古人方剂需要追本溯源，不能人云亦云。根据原文掌握辨证思路，在临床中把握病机。

例二：左侧颌下腺炎。孙姓患者，女，38 岁，北京人，2013 年 7 月 28 日初诊。患者自述 4 天前左下颌骨肿痛难忍，同时伴有咽喉肿痛，遂在北京口腔医院就诊，诊断为左侧颌下腺结石、颌下腺炎。经观察她的肿物像半根油条那么大，皮肤潮红，舌苔黄腻，尖边红，脉弦滑数。红属于热，肿属于湿，而她的舌苔滑腻，四诊合参后辨证为热毒夹湿，久而兼瘀。第一，左侧颌下腺结石、颌下腺炎属于头颈部的肿物。第二，具有红肿热痛的特征，辨证属于热毒。第三，同时伴有咽喉肿痛，舌、脉、症合参决定可以使用普济消毒饮。患者服用 5 剂后，疼痛止，肿消了一半，又服 24 剂后，痊愈停药。但是在 3 年后，患者因为生气喝酒，这个病复发了，同样出现左颌下肿痛难忍，口张不开，无法进食，并且口中不断地流出一些分泌物，患者自己频频用纸巾擦拭，分泌物臭秽难闻。此次诊断为腮腺炎。观其舌苔黄、质暗，脉弦滑数，辨证为热毒夹湿，仍投以普济消毒饮加莪术、片姜黄、芦根、生薏苡仁。加芦根、生薏苡仁的目的是增强祛湿化瘀之力；加莪术的目的是兼顾久病入络之害。21剂药后，患者肿痛全消，病愈停药。患者第一次发病为左侧颌下腺结石、颌下腺炎，病变部位在下颌，腮腺炎的病变部位以耳垂为中心，病变部位不同，但病机一致，均由热毒夹湿引起，均为头颈部的病变，也就都符合普济消毒饮的适应证。

例三：腺样体肥大。腺样体肥大病例临床经常遇到，3岁左右的小孩，常表现为睡觉打呼噜，喘不上气，张着嘴睡觉，西医检查往往是腺样体肥大。

谢某，5岁，家住北京市朝阳区石佛营，2015年12月26日由他的外公带来就医。代述病情：患儿每天打呼噜尤甚，张口喘气，呼吸困难，鼻塞不通。患儿曾去北京同仁医院就诊，诊断为腺样体肥大，建议手术切除，但是因为邻居小孩患病后做了手术又复发，于是孩子外公不愿意让孩子冒手术复发风险，所以寻求中医治疗。问诊发现这个患儿大便干且臭秽，经常鼻子出血，嗜食牛羊肉串、干果、甜食和饮料，舌苔白腻，舌尖红，脉滑数。又是饮食不节，吃出来的湿热之毒，实热内盛，上泛于鼻。病变部位为鼻部，虽然未见头面部明显肿痛，但是腺样体肿大，也是因湿热之毒引起。头颈部各种肿毒，只要属于热性肿毒，就可以用普济消毒饮。于是用普济消毒饮加鱼腥草、北豆根各30g，一天一剂。考虑到患者年幼，大人吃两次的量就要给他分三次喝，同时让他忌口，吃素食，包括水果都不能吃。服用43剂药后，孩子的腺样体恢复正常。这不是个案，近几年我用这个方法治疗腺样体肥大的患者，大多都恢复了，区别是有的好得快一点，有的好得慢一点，效率的快慢和个人体质与饮食控制程度密切相关。西医对于腺样体肥大的理论：幼儿常患腺样体肥大，到六岁的时候就会自然消退。通常对这个疾病报以姑息态度，如果症状严重，影响通气功能，就建议做手术，但是手术后复发的概率还是很大。而我考虑，假如孩子3岁患病，到6岁才消失，那么这3年当中，孩子的生活该有多么困难，他每时每刻都会感到呼吸困难。我在临床遇到了一个42岁的患者，依然是腺样体肥大，所以腺样体肥大6岁以后基本就消退的这种说法并不是特别准确。总而言之，用普济消毒饮治疗腺样体肥大的疗效可靠，现将经验体会跟大家分享，开拓临床思路。

例四：急性喉炎。小孩 8 岁，家住北京市西城区红莲北里，姓康。2016年 1 月 2 日初诊，由母亲代述病情，患儿咳嗽甚剧，时时喘憋，有窒息之感，伴发热 5 天，体温为 39.2～39.8℃，曾在某院儿科诊断为急性喉炎，对西医的抗生素过敏，而西医治疗急性喉炎是必须用抗生素的，所以他没办法才找到我们中医门诊。余查其舌苔白腻罩黄，脉滑数，唇红，便干，口腔中有异味，一派湿热之象。中医辨证诊断为邪热上炎，蕴结于喉，也就是热毒蕴结在喉。重温一下李东垣的原文："初觉憎寒体重，次传头面肿盛，目不能开，上喘，咽喉不利，口干舌燥。"此病例主症为咽喉不利，病机属于热毒蕴结，普济消毒饮可以治。余投以原方再加上鱼腥草和北豆根各 30g 治疗急性喉炎。一剂药分三次喝，一天喝完，忌口辛辣油腻以及甜食。初诊日期 1 月 2 日，到了 1 月 6 日，患者吃完 4 剂药以后，热退，但微微咳嗽，于是中断普济消毒饮治疗方案，改为止咳喘方，准备收功。咳嗽好转，但 10 天后两个耳朵又都得了中耳炎，我依然用普济消毒饮，加了龙胆草、蒲公英、紫花地丁，4 剂痊愈。在没看到李东垣先生《东垣试效方》原文描述普济消毒饮的时候，我治急性喉炎很犯愁。这个疾病很危险，急性喉炎严重时会进展到急性喉头水肿，喉头水肿发展很快，十几分钟就可以堵住全部呼吸道，令人窒息而死。急性喉炎就是"咽喉不利"。既然是咽喉部的疾病，病机属于热毒导致，就按照李东垣先生治疗咽喉不利的方子来治疗急性喉炎。

而今手持这八字箴言——"头面肿盛，咽喉不利"，用普济消毒饮。头面肿盛，只要是头部、面部、颈部的肿物都可以使用，它的范围特别广，像是腮腺炎、痄腮只是头面肿盛的一小部分，也包括咽喉不利。

例五：右颌下肿。姓马的患者，43 岁，北京铁路部门的一位干部，2017年 6 月 27 日至我门诊就医。自述在 2016 年 10 月的时候，口腔内右下牙龈肿痛反复发作，七次切开放脓，直到 2017 年 2 月将右下龈病灶处的牙拔除，病理检验确诊为右下颌骨成釉细胞癌，恶性的，属于骨癌。于是患者于 2017 年 3 月于北大口腔医院行手术切除右下颌骨 7cm，取自身腓骨填补。该病属于骨癌，术后放疗共 29 次，直到 2017 年 6 月 10 日结束。在放疗结束后，患者患侧面部和下颌处的皮肤出现红肿痛硬、麻木僵硬，伴见口张不开、进食困难、舌头不能屈伸、吐字不清的症状，所以患者来我这里寻求中医治疗。给他检查时用压舌板看舌，发现舌黄腻，脉弦滑数。黄主热，腻主湿，辨证为热毒为主，兼有一点湿邪。中医有一句话：湿伤下。湿气病为主者发病部位都是在人体下部，而热性病的人都是火性上炎，所以头颈部的病证都是以热毒为主，如果有湿邪，也是热毒为主兼有湿邪。因其病灶在头颈部，红肿热痛甚至麻木僵硬，病性属于邪热，热毒。中医看病和西医一样，要定位定性。病位在头颈部，病性属热毒。依然用普济消毒饮加鱼腥草和北豆根各30g，土茯苓30g，莪术10g，患者服用后见效，肿痛开始逐渐消失，看舌苔的时候也能伸出舌头了，但是疗效毕竟还是特别慢，所以我就在方子里加了穿山甲（代）和皂角刺各10g，加强活血化瘀的力量，驱除邪毒，避免日久深入骨髓，错过最后时机。因为穿山甲价格昂贵，只开了7剂药。患者复诊时在病灶处流出一块乒乓球大小的黏稠脓液。手术切除病灶后，身体中遗留的热、毒仍会继续作案，很难清除出来。而我用普济消毒饮加穿山甲、皂刺口服后把热毒统统透出来，这叫透邪外出。脓液流出后，心烦明显改善，身体轻松。考虑到他一直服用清热解毒的药，恐怕会伤及脾胃，所以在方剂中加一味生黄芪不仅健脾补气，还可以托毒生肌。再来复诊的时候患者破溃的地方全部收口，半张脸的红肿也都尽消，摸其局部红肿坚硬感消失，观其舌象，热象不太明显。基本上可以停药了。但苦寒药久服，阳气挫伤，阳虚则阴盛，浊阴之气会伺机而生，就给他换了一个祛湿的方子。可是吃了1周后，患者说："大夫，这礼拜情况不好，你看这块又有点红了，我感觉这块好像又有点肿起来。"药方一变，病情就变，这起码说明中药的效果是确实存在的，但是余邪未尽，往往我们看似痊愈仅是表面现象，深入肌肤骨髓之处仍存有余孽，因此停药时要谨慎。继续用普济消毒饮清热解毒，加减治疗，巩固8个月左右痊愈停药。

学习中医理论并联系实践，不断总结经验，再次临床验证，再总结，古人就是这样一步步使我们的中医学理论体系不断完善。前人留下的经验值得我们深入研究，我们目前约定俗成的思维模式是否真的诠释了古人之意，如果不是本着打破砂锅问到底的想法去追溯普济消毒饮的源头，我可能永远认为普济消毒饮只能用来治疗腮腺炎、大头瘟、大头天行。学问不够就得自己找差距，当我找到普济消毒饮的源头的时候，就尝到了甜头，受益匪浅，一读他那原文，就总结出八个字——"头面肿盛，咽喉不利"。我治这些病统统都是以这八个字为原则。

经方也好，时方也好，都要观其脉象，知犯何逆，随证治之。如果认为张仲景的方子是经方，经方不能加减，这就大错特错了。读过《伤寒论》就会知道，张仲景列举了好多桂枝汤的加减方，如桂枝加芍药汤、桂枝去芍药汤、桂枝加附子汤、桂枝加桂汤、桂枝加厚朴杏子汤。《伤寒论》和《金匮要略》两本书把桂枝汤一方加减成为 30 多个方子；小青龙汤 40 条，方后有 5 个加减法；小柴胡汤 96 条，方后有 7 个加减法。张仲景的每一个方子都有加减法，就是告诉后人，经方也要随证加减。普济消毒饮也一样，无论经方时方，临床应用的时候一定要加减。方子不是死的，但是临床上患者的症状是多变的，所以无论经方时方，一定要把它用活，要加减，普济消毒饮也不例外。这里我补充一句，刚才那几个病例，我统统都加入了北豆根 30g，用北豆根来治疗这种在头颈部的热毒，不是我自己发明的，而是我学习了北京中医药大学印会河教授的《中医内科新论》得来的，这位老教授是我的老师辈，他把他的经验都实实在在地写在这本书里，临床效果非常好。我从这本书里得了很多益处，获得了很多真知。他是真正为传医传道而写书的人，因此我推荐大家可以好好读读这本书。印会河教授这本书已经是第五版印刷，而在第一版印刷的书中他写得很清楚，鱼腥草 30g，山豆根 30g，但是现在再版的书改成了鱼腥草 30g，山豆根 10g。那么印会河老师为什么在第五次印刷的时候把山豆根改成了 10g？因为现在的《中医药法》把山豆根的安全使用剂量规定为 6g，超过 6g 必须经过医生签字，并负法律责任，在种种因素影响下印老师把山豆根剂量改成了 10g。但是我在临床中，还是照他原来的 30g 使用，多年临床检验并未出现不良反应，疗效特别好，只供大家参考，不做定论。在书里他讲得很清楚，治疗咽喉肿痛，用鱼腥草、北豆根这两个药，因此我会在之前的急性喉炎、颌下腺炎病例的治疗时使用它们，主要起到清热解毒的作用。但是他书中写的是山豆根，山豆根这个药细究起来挺有意思，从现代中医药学来讲，我们国内目前的山豆根分类比较复杂，一般来说广西产的豆科植物柔枝槐的根我们称其为广豆根，学中药的人认为这是山豆根的正品，是道地药材。还有一种华东木蓝的根称土豆根；卷圈野扁豆的根称云豆根；防己科植物蝙蝠葛的根称北豆根，北方人喜欢用北豆根。山豆根种类较多，其性苦寒，清热解毒力强，为喉科要药。具体在临床上用多少剂量，还要依据患者的症状轻重以及疾病的病机来判断，而我的常用剂量是成人 30g，也会在一些特殊情况下用6g。中医人遣方用药不能拘泥于常规，要总结临床经验，在安全的前提下将疗效最大化，同时也要在病情迫切需要的情况下有超越常规的勇气。

综上所述，李东垣先生的普济消毒饮不仅仅是治腮腺炎的方子，凡属头颈部的、面部的各种肿物，从中医角度讲属于邪热毒火所致者，大可用之而有效。在使用时要遵循东垣先生所说的"头面肿盛，咽喉不利"这八个字。从以上病例我们可以看出，一个方子可治疗很多病，这个现象不仅体现于李东垣先生这一首方。无论经方时方，一方可治多病是具有普遍性的，上升到理论就叫"异病同治"。异在病名上，异在症状上，同在病因病机上，这是我跟大家分享的第一个体会。

第二个体会就是中医要自强，包括我，因为我水平不高，所以总觉得自己有不足之处，直到现在我常用的方子，都还在从每个方子每个药的角度，一个一个地去追本溯源，这个普济消毒饮就是我这么"追"出来的。普济消毒饮，我从《医方集解》追到《证治准绳》，从《证治准绳》又追到《方剂学》，最后追到《东垣试效方》，才还原了它的真实含义。所以，我想我们的教材局限于当年的特殊环境，并不能详尽每一方每一药，通过我们这新一代人不断地追溯使其不断完善，在写普济消毒饮的时候能够把李东垣先生《东垣试效方》的原文引出来，开阔临床医生的视野，扩大名方的使用范围，造福患者。普济消毒饮的例子也许仅仅是沧海一粟，被无意中挖掘出来，反观我们现代中医人是否把古人的宝贵经验丢得太多了，归根到底我们中医人既要自强，也要谦虚。博极医源，精勤不倦，不得道听途说。固本求新，传承发展，不得故步自封。希望大家能将自己临床的常用方逐一进行追溯，像普济消毒饮一样搞明白，谁的、哪来的，统统追到根。这是我的一个方法，供大家参考。因为中医提高的空间特别大，我都75岁了还觉得自己有很多不足之处。看书就有益，看完有益的书之后就有甜头，然后再看书的时候就有动力，收获特别多。

第三个体会就是经方的问题。近几年经方得到各界重视，发展很迅速，这个势头非常好，但是不要因为这个而忽略了时方。我是研究《伤寒论》的，我在北京中医药大学伤寒论教研室工作，2003年才退休，讲了20多年《伤寒论》，从事了20多年伤寒教学，但是我不主张中医立门派，我是经方派，他是时方派。经方是源，时方是流，源流结合了才能在临床上适应千变万化的病。经方也好，时方也好，都是好方，都要好好学，要实用，要讲实际。中医最好不要自封某某派，因为这样会束缚住手脚，不利于发展。如果非要立派别，我的观点是，所有中医人都是张仲景的"辨证论治派"，脱离了辨证论治，就不是中医人，就治不好病。

第四个体会就是，现在的中医人应该清楚地认识到自己该努力了，包括我在内。张仲景在《伤寒论》中曾经提到过一句话："感往昔之沦丧，伤横夭之莫救，乃勤求古训，博采众方，撰用《素问》《九卷》《八十一难》《阴阳大论》《胎胪药录》，并《平脉辨证》，为《伤寒杂病论》合十六卷。"这一句话的意思是张仲景写《伤寒论》的初衷是为了治病救人，并在"勤求古训，博采众方"之后，把精华提炼出来。这八个字是张仲景的治学法宝，也是他成为医圣的秘诀。"勤求古训"，就是不辞辛苦地去研究古人的经验和教训。我本着勤求古训的原则，追溯李东垣的普济消毒饮，就得了很多在书本上得不到的东西。而"博采众方"，就是广泛地吸收所有的好方子，不拘门派，丰富自己的中医内涵。大家在学习《伤寒论》的时候，一定要在读序文的时候把"勤求古训，博采众方"这八个字记下来，作为我们的名言、格言，或者作为一个法宝也好。张仲景是这么治学的，是这么成功的，我们照此为之，这就是我们现在中医人的一个学习信条。

最后一个体会，作为一个中医临床工作者，所有的理法方药的理论，大多数都是古人流传下来的，我从毫无所知到有所知、毫无所用到有所用的过程，是经过在中医药大学读了本科，后来又读了刘渡舟老师的研究生才培养出来的。古人的这么多经验哪来的，《神农本草经》是神农所作，神农确有其人，黄帝确有其人，炎帝也确有其人，这个有文字记载，他们写的书我们没看到，华佗的学生吴普看到了，宋代以前的东西我们都看不到，所以这些古人把他们用生命心血换来的东西都写下来，传给我们后人。我们现在的人，包括我在内，每个人或多或少都有一些经验。比如这个同志在眼科上，这个同志在妇科上，那个同志在脾胃上有所长，虽然这些经验是饱含着你个人的心血，但你不能把它作为自己的私有财产，因为这些经验是建立在古人的基础上，没有《神农本草经》，没有《黄帝内经》，没有《伤寒论》，没有学校培养，没有老师教导，我们又懂什么呢？无论是中医基础、中药方剂，还是四大经典，学习这些古籍都是为了站在前人的肩膀上，我们所有知识体系的构架、思维模式的形成都是通过学习古人经验潜移默化形成的，这些都是前人告诉你的。所以，我们每一个人不要把自己的经验看作自己的私有物，它是属于整个中医的。当你事业成功的时候，当你有所得的时候，你要把它毫无保留地用各种形式，包括写书、收徒，传给后世，只有这样我们中医才能发展。原来中医在世界上是先进的，而现在之所以显得滞后，和医家们保守经验是有关系的。我遇到过一个长春的医生，他在当地是个名流，但他的方子别人想看是不可能的。要是都这样的话，我们中医何谈发展。西医有点好东西马上就传开了，如心脏搭支架、脑血管搭支架，等等，这些技术像种子一样散开，它不封闭，开放交流，取长补短。我们中医也应当学习这种开放的态度，当自己有点经验的时候，改变从前这种保守的习惯，学会分享，学会交流。如果我们每一个人的哪怕一点点东西都把它传播开来，然后下一代的每个人再传播下去，这样中医才能发展。千万不能把自己的经验作为私有财产保留下来带到棺材里去，这样既对不起古人，也对不起自己。

总而言之，这些是我的个人观点，希望在座的同志们和我一样，咱们携起手来，为中医做一点贡献。

扫码看视频

再论普济消毒饮

裴永清

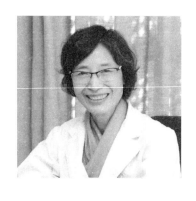

北京大学肿瘤医院中西医结合暨老年肿瘤科，主任医师，教授，博士生导师。现任世界中医药学会联合会肿瘤康复专业委员会副主任委员，中国抗癌协会康复分会副主任委员，北京癌症康复会会长。为第五、六届全国老中医药专家学术经验继承工作指导老师，第四届北京市老中医药专家学术经验继承工作指导老师和北京市中医药传承"双百工程"指导老师。

李萍萍教授致力于中西医结合提高肿瘤患者生存质量与改善预后生存的临床与中药机理研究。在老年肿瘤及肺癌、消化道肿瘤、乳腺癌等方面积累了较丰富的经验，形成了系统的中西医结合治疗方法。李教授曾主持多项国家级和省部级课题，努力推进肿瘤常见症状的中西医结合治疗。主编并出版了《肿瘤常见症状中西医处理手册》一书。发表论文 50 余篇，其中数篇发表在具有 SCI 影响的杂志期刊，获专利两项。其主持的针对乳腺癌所进行的"乳腺癌内分泌治疗不良反应的中药干预效果与机理研究"获 2012 年教育部高等学校科学研究优秀成果二等奖。创建了国家中医药管理局中药药理（肿瘤）三级实验室，结合临床深入开展中药治疗肿瘤的药效药理研究。

李萍萍教授深入探究中医整体调节和辨证论治的理论，将《内经》防治疾病的理论用于肿瘤治疗，形成了"谨守阴阳之道，保养元气为宗"，即"守一存真"的学术思想，并提出保养元气需注重调理脾胃，"调护脾胃以助生化之源，畅运气机以得气血之行"。在治疗癌症时，李教授依据中医正邪理论，根据患者人体正气与肿瘤消长的变化情况提出治则六法：祛邪存正法、消补相济法、保元徐图法、难症和解法、培土建中法、扶元养正法。李教授临证遣方用药谨遵圆机活法，循于经典；削中有守，守中有和，求存元气以得生机。通过有效改善患者症状，使患者脏腑阴阳气血平衡，帮助患者恢复机体潜在的抗病能力，从而延长生存期。

肿瘤中西医结合治疗与肺癌的中医辨证论治

主讲人　李萍萍

整理者　李同达

目前，肿瘤仍是一个世界范围内尚未完全攻克的医学难题。肿瘤早期可以治愈，但多数肿瘤发现时往往处于中晚期，治疗上有很大的挑战，目前的治疗以控制和缓解病情、改善生活质量、延长生存期为主。多数求治于中医的患者都经过了西医的治疗，所以对于中医肿瘤专科医生而言，同时也要了解肿瘤的生物学特性及西医治疗肿瘤的方法。作为一名中医肿瘤医生，我们提倡不仅要了解西医治疗肿瘤的进展，更要掌握中医经典理论以指导临床，通过中西医结合治疗，更好地帮助患者解除痛苦。

本次授课将从恶性肿瘤中西医结合治疗梗概、肺癌的诊断要点、肺的生理与病理，以及肺癌常见症状及方证几个方面来进行。

一、恶性肿瘤中西医结合治疗梗概

手术、放疗、化疗、靶向治疗、免疫治疗等疗法是西医目前治疗癌症的主要手段。而中医是我国有几千年历史的传统医学，在肿瘤和其他疾病的治疗中，有其独特的疗效和重要作用。那么，中西医在治疗肿瘤方面该如何结合呢？

目前，手术治疗仍为早期癌症的主要治疗手段。但有些肿瘤或因生长部位，或因侵犯血管或周围脏器等原因，不能根治切除，这种手术一般称为姑息手术。在根治性手术后，中医的治疗可以减轻症状，或扶正巩固；但对姑息手术来讲，因为肿瘤没有完全切除，则应酌情辨证，选择扶正抑瘤结合治疗。

放、化疗期间，我们可以用中药减轻治疗的副作用。根据化疗药物和放疗部位的不同，选择不同的中药治疗。如减轻化疗引起的消化道反应，如恶心、呕吐或腹泻；改善白细胞低下，保护和恢复骨髓造血功能等。在化疗的间歇期，通过中药来整体提高机体对化疗的耐受力。

在经过系统治疗之后，我们根据患者的情况把他们分成两大类：如果患者没有明显不适症状，我们对患者可进行扶正巩固治疗和健康管理，包括饮食指导、锻炼指导、调养指导、扶正治疗；如果患者出现痛苦症状，比如周围神经损伤引起的手足麻木、疼痛（紫杉类、铂类引起，可长期影响患者的生活质量），消化功能的紊乱，睡眠障碍，疲乏等，我们可以通过中医辨证论治来减少患者的痛苦。因为肿瘤及其治疗会对患者的躯体和心理造成很大的伤害，其健康管理非常重要，我们作为医生，要告诉患者怎样对自己的身体进行健康管理，怎样发挥机体自身的修复能力，从而尽快恢复健康。

1. 中医药在肿瘤治疗方面的主要作用

（1）配合化疗，提高疗效：中药配合化疗能够提高疗效。2006年孙燕教授做了一项关于参一胶囊联合化疗显著提高治疗有效率、延长NSCLC患者的生存期的研究。因为那时还没有靶向药物治疗，NP方案是NSCLC治疗最常用的一线化疗方案，配合参一胶囊来延长生存期和提高有效率，取得了满意结果。参一胶囊的主要成分是人参提取物，对肿瘤相关性疲乏有一定疗效。目前，通过不断的大量临床实验研究，肿瘤相关性疲乏的中医药临床研究也逐渐受到国外学者的关注。随着肿瘤治疗学的进展，靶向药物成为治疗某些癌症的常用方法之一。对进展期的非小细胞肺癌靶向治疗配合中药治疗提高疗效的临床研究也有越来越多的报道。同时，这种联合治疗还可减轻靶向药物的副作用。

（2）减轻放化疗的副作用：通过中药来提高患者的生活质量也是目前国内外关注的热点。中医药在减轻放化疗的副作用方面，如常见的骨髓抑制、消化道反应、周围神经炎、放射性黏膜炎（头颈部放疗导致口腔唾液腺的损伤、黏膜的损伤造成患者非常疼痛不能吞咽）、靶向药物治疗引发的皮疹、脱发，还有某些化疗药造成的手足综合征（皮肤肿胀、皲裂、疼痛、出血甚至感染等），这些均可以考虑中医药治疗。目前相关的临床研究越来越多，使更多的人能认识中医、了解中医，让中医药走向世界，造福更多的人。

（3）不能接受放化疗患者的中医治疗：对于不能接受化疗的患者，比如反复治疗之后对化疗药耐药，特别是多次化疗后产生交叉耐药，或是因某些内科疾病不能采用积极的抗肿瘤治疗方法，或高龄等情况。此类患者选择中医治疗，有助于提高患者的生存率。

（4）改善症状，提高 QOL：肿瘤患者常伴有难以控制的痛苦症状，这些症状可能由肿瘤直接或间接引起，如口干、自汗、疲乏等。辨证论治是中医的核心，在症状改善方面，中医药具有显著的优势。

（5）肿瘤的养生康复：随着医学观念的改变，我们不仅要关注患者的疾病，更重要的是让患者健康地生存。抗肿瘤治疗结束的患者，会有恢复功能、正常生活的需求，比如面对体力较差或胃肠功能紊乱等困扰，就需要通过康复来达到一个更好的、更健康的生活状态。中医药在这方面也有独到的养生保健方法。比如华佗的五禽戏、按摩、太极拳、针刺等，能够帮助患者恢复自身功能，从而达到恢复健康的目的。世界卫生组织特别指出，要帮助患者最大限度地改善因为肿瘤造成的躯体和心理的障碍，以及社会属性的受损。这和我们中医的养生防病的理念高度契合。我们要充分发挥中医学的优势，帮助患者恢复健康。中医治疗讲求以人为本，因此不仅要治病，更应帮助患者获得阳光、有品质的生活。

2. 肿瘤治疗常见副作用的中医治疗

白细胞低下（化疗后骨髓抑制）：多属气血不足、肝肾虚亏，可辨证选用八珍汤、右归丸加减。八珍汤见于《正体类要》，可补气养血、健脾益肾，由当归、川芎、熟地黄、白芍、人参、白术、茯苓、炙甘草组成。右归丸出自《景岳全书》，有温补肾阳、填精益髓之效，由熟地黄、炒山药、枸杞子、鹿角胶、制菟丝子、杜仲、山茱萸、当归、肉桂、制附子组成。

恶心呕吐：肿瘤患者化疗后常出现恶心呕吐，属胃失和降，临床中以小半夏汤方加减常获佳效。《伤寒论》载："诸呕吐，谷不得下者，小半夏汤主之。"旋覆代赭汤对于胃虚所致的恶心呕吐效果也很好，《伤寒论》云："伤寒发汗，若吐，若下，解后，心下痞鞕，噫气不除者，旋覆代赭汤主之。"其由旋覆花、代赭石、姜半夏、党参、生姜、大枣、甘草组成，可随证加减使用。

腹泻：腹泻为化疗后常见的不良反应，属脾胃不和、中气不固。补中益气汤可以起到补益中气的作用。《脾胃论》有言："脾病者，虚则腹满，肠鸣，

飧泻，食不化。"对于顽固性腹泻，可予泻痢固肠丸，全方由人参、白术、茯苓、甘草、诃子肉、白芍、陈皮、肉豆蔻、罂粟壳组成，以健脾化湿、益气固肠，亦为临床常用中成药。

周围神经炎：周围神经炎亦为化疗常见副作用，特别是铂类、紫杉类化疗药物导致的周围神经炎尤为常见。《医述》载："麻木，因营卫之行涩，经络凝滞所致。多见于手足者，以经脉皆起于指端，四末行远，气血罕到故也。"其病机属血脉不通，可用当归四逆汤、黄芪桂枝五物汤以养血益气为主，在此基础上采用活血通脉的治法。

口腔黏膜炎：化疗后口腔黏膜炎的病机属脾胃蕴热，熏蒸于上，因此可选用泻黄散泄脾胃伏热。此方清火调胃，伏热得清，而胃气不伤，临床屡获效验。亦可外用口腔溃疡散以清热敛疮。

肺癌靶向治疗引起的皮疹：肺癌靶向药物治疗最常见的副作用是皮疹、甲沟炎、腹泻等。其中靶向药物治疗出现的痤疮样皮疹最为常见，其色红、高出皮肤、有脓疱、伴疼痛。中医认为，此类皮疹属营卫失和，血热化毒，瘀滞肌肤，治疗应清肺凉血解毒。可选用《医宗金鉴》枇杷清肺饮加减，此方由枇杷叶、桑白皮、黄芩、生甘草、山栀、赤芍、丹皮、连翘组成，以清肺解毒。若瘙痒严重，可加入苦参、麻黄；如有内热，可加大黄、玄参。也可以研磨成散剂后湿敷外用，外用方为大黄、黄芩、黄柏、苦参。

3. 肿瘤常见症状的中医治疗

肿瘤常见症状为疲乏、疼痛、不寐和纳差，这些症状多由肿瘤直接或间接引起。

疲乏：肿瘤之疲乏的中医病机为元气虚损、阴血不足。治疗应重视健脾补气、养益心脾，代表方为《太平惠民和剂局方》的人参养荣汤。常用药物：人参、黄芪、白术、茯苓、甘草、当归、熟地黄、白芍、远志、陈皮、生姜、大枣、肉桂、五味子等。

疼痛：肿瘤之疼痛在治疗上应注重缓解疼痛。进展期的患者30% ~ 70%经历过疼痛，疼痛的控制需规范化治疗。虽然目前无证据证明中药能治疗重度疼痛，但是治疗轻中度疼痛是否可以发挥中药的作用，减少阿片类药物的使用剂量呢？答案是明确的。在轻度疼痛3分以下的时候可以用一些止痛的中药，因为3分以下的疼痛不影响患者的生活，可以根据患者意愿选择是否干预。很多情况下患者为了止痛愿意用一些中药治疗，这时我们可以选择一些中成药，如草乌甲素片、元胡止痛片，还有一些外用的如复方蟾酥膏等。同时应关注阿片类药物副作用的处理，如便秘、恶心等，皆可用中药治疗。

不寐：肿瘤不寐之故大约有五，气虚、阴虚、痰滞、血虚、胃不和。临床中根据病机的不同，可以使用三个代表方剂：属肝肾阴虚，选用《柳州医话》一贯煎，方由生地黄、沙参、麦冬、枸杞子、当归、川楝子组成；属心脾两虚，选用《济生方》归脾汤，方由人参、黄芪、白术、茯苓、甘草、当归、远志、木香、龙眼肉、酸枣仁组成；属肝郁痰扰，选用温胆汤，出自《三因极一病证方论》，由半夏、陈皮、茯苓、甘草、枳实、竹茹组成。

纳差：肿瘤患者纳差属脾虚不运、升降失调。或有湿阻中焦，或兼胃阳虚衰。患者化疗中会常规用止吐药，用了以后患者虽未出现呕吐，但往往因为恶心、不愿意吃东西、食欲不好而求助于中医。根据患者的临床表现，我们可以选择不同的方子来调理，改善患者食欲。也有几个方子供大家参考：健脾益气的四君子汤，出自《太平惠民和剂局方》，由人参、炙甘草、茯苓、白术组成；燥湿化痰的二陈汤，同样出自《太平惠民和剂局方》，由半夏、陈皮、茯苓、炙甘草组成；益气健胃的异功散，出自《小儿药证直诀》，由人参、炙甘草、茯苓、白术、陈皮组成。

总之，西医在根除和控制肿瘤方面有很多手段和临床研究，强调以研究的证据来指导临床；而中医强调几千年的经验和整体的调节，以辨证论治改善患者的痛苦，延长生存的时间。中西医结合，能够更好地提高患者生存质量，获得长期生存。

二、肺癌的诊断要点

肺癌的西医临床表现为咳嗽、气短、胸痛、咯血、乏力等。病因不同则临床表现不同，由肿瘤发病部位和它的侵犯特点来决定临床的症状。如原发肿瘤可引起咳嗽、咯血、胸痛等，如胸内蔓延则会压迫喉返神经出现声嘶，上腔静脉压迫综合征会出现颜面水肿、吞咽困难等；如远端转移、脑转移可能出现复视、走路不稳等；此外还会出现副肿瘤综合征，比如皮肌炎、高钙血症、严重疲乏等。

肺癌的诊断不仅要考察患者的症状及临床表现，还需结合病史、影像学检查，如肺癌的 CT 检查会呈现毛刺样或形状不规则等。除影像学诊断外，最关键的是明确病理诊断。病理诊断还会提示肿瘤的生物学特性，如浸润、分化程度、增殖指数等，为临床治疗提供重要参考，所以病理是诊断癌症的金标准。从组织学分类，常见的肺癌可分成：非小细胞肺癌，占 80%（腺癌 20%～30%，鳞癌 40% 左右，大细胞癌 15%）；小细胞癌，占 20%。肺癌的诊断还要明确 TNM 分期（T 原发肿瘤、N 淋巴结转移、M 远处转移），分期决定治疗的方案、判断预后。

三、肺的生理与病理

下面要谈的是中医治疗肺癌的经验。治则是根据患者发病的病机和临床特点来制定的。得病与否，与机体的正气充足与否有关。正如《内经》所言"黄帝问曰：人之夭寿各不同……或卒死，或病久，愿闻其详。岐伯曰：五脏坚固，血脉和调，肌肉解利，皮肤致密，营卫之行不失其常，呼吸微徐，气以度行，六腑化谷，津液布扬，各如其长，故能久长"。所以，了解中医养生防病的理念，然后指导治疗是十分必要的。我们首先谈谈肺的功能。

1. 主气、司呼吸

肺主一身之气体现在对全身的气机具有调节作用。肺主呼吸之气，若肺有了病变，不但影响呼吸，也会影响一身之气的生理功能；若肺气不足，则呼吸微弱、气短；若肺气壅塞，则呼吸急促、胸闷、喘息；若影响到宗气的生成和布散，则会出现全身性的气虚表现，如疲倦、乏力、气短、自汗等。

2. 主宣发肃降

肺脏具有向上、向外升宣布散的生理功能。主要体现在以下三个方面：①使体内浊气不断排出体外；②使气血、津液输布至全身，以发挥滋养濡润脏腑器官的作用；③宣发卫气，调节腠理之开合，通过汗孔将代谢的津液化为汗液排出体外。如果宣发肃降失调，"肺失宣降"，则见胸闷、咳嗽、喘息等症状。

3. 主通调水道

肺调节水液代谢的作用称为"通调水道"，主要体现在以下两个方面：

①肺主宣发，调节汗液的排泄，是人体水液代谢的一部分。②肺气肃降，使水道通畅。"水道"即指体内水液运行、排泄的道路。如果肺通调水道的功能减退，则水液停聚而生痰、成饮，甚则水泛为肿。

四、肺癌常见症状及方证

1. 咳嗽

咳嗽是肺癌最常见的症状，由气逆所致。肺为华盖，为娇脏，受不得一分的邪气。收敛肺气，以宣散寒邪或清热邪。古人有云：肺为华盖，以覆诸脏，只受得脏腑中固有元气，受不得一分邪气耳。咳嗽一症，有外感内伤之分、阴阳虚实之别。肺癌之咳嗽，多为内伤咳嗽，其治疗有敛、散二法。敛者，为收敛肺气也；散者，为宣散寒热邪气也。

干咳：干咳病机为火热内壅，肺中津液不足枯涸所致。无火者病因肺气虚，必先补气；有火者须保真阴，必先壮水。方剂选用《慎斋遗书》的百合固金汤，此方由百合、熟地黄、生地黄、当归、白芍、甘草、桔梗、玄参、贝母、麦冬组成。有保肺滋肾、止咳化痰之功，主治肺肾阴亏，虚火上炎证。临床表现为咳嗽气喘、咽喉燥痛、舌红少苔、脉细数。因肺肾金水相生，故肺金之虚由肾水之涸所致，当滋肾水以润肺金。若肺气虚者，需佐党参、黄芪、沙参。

顿咳：顿咳之证，大都肺燥津伤，故咳剧痰不易出，宜选清燥救肺汤。清燥救肺汤出自《医门法律》，由桑叶、煅石膏、甘草、人参、胡麻仁、阿胶、麦冬、杏仁、枇杷叶组成，有清燥润肺之功，主治温燥伤肺证。干咳无痰、气逆而喘、咽喉干燥、口渴鼻燥、胸膈满闷、舌干少苔、脉虚大而数，可见于放疗肺燥津伤者。需要特别说明的是，枇杷叶清肺降气，气下则火降痰顺，逆者不逆，斯咳渐平矣。肺苦气上逆，急食苦以降之，故杏仁在所必需也。

久咳：凡病人久咳声哑，乃元气不足，肺气不滋，宜补元气、养金润燥。宜选《杂症会心录》人参养肺汤，此方由人参、茯苓、炙甘草、炙黄芪、阿胶、五味子组成，具有补气敛肺之效。主治肺气虚损，久咳声低。久咳肺损，宜补元气，气为血帅，血为气母，久咳必伤气伤血，可选人参五味汤，方中配伍人参、阿胶、五味子以养血滋阴以助气升，用阿胶来滋阴养血敛肺，以杜参芪仅可益气之弊。对于咯血患者，可以酌情加用小蓟炭、侧柏炭、三七粉。

2. 痰

痰，即人之津液，无非水谷之所化。脾强胃健，则随食随化，皆成血气，焉得留而为痰？所以痰的产生跟脾的运化、外感、饮食、生活习惯有很大关系。其病因外为风暑燥湿之侵，内为惊恐忧思之扰、饮食劳倦、酒色无节，营卫不调，气血败浊，熏蒸津液，痰乃生焉。寒痰清，湿痰白，热痰黄，火痰黑，老痰焦。

临床常选治痰通剂二陈汤以祛痰，方由半夏、陈皮、茯苓、甘草组成，具有燥湿化痰、理气和中之功，主治湿痰证，表现为咳嗽痰多，色白易咯，胸膈痞闷，舌苔白滑或腻，脉滑。如脾虚甚，因脾为湿土，喜温燥而恶寒湿，故多加用白术、苍术；若肺虚甚，因肺为燥金，喜凉润而恶温燥，故选用贝母、麦冬；若肾虚甚，肾虚水泛为痰，可选肾气丸、金水六君煎加减。

泡沫痰：为外寒内饮所致。小青龙汤证表现为伤寒表不解，心下有水气，干呕发热而咳，或渴，或利，或噎，或小便不利，少腹满，或喘者。此方一散、一敛、一温，化寒饮于无形，方由麻黄、芍药、细辛、干姜、炙甘草、桂枝、五味子、半夏组成。功用为解表散寒、温化寒饮。主治外寒内饮，恶寒无汗，喘咳，痰涎清而稀、量多，或痰饮喘咳不得平卧。

热痰：特点为痰黄质稠。宜用清气化痰丸（出自《医方考》），方由黄芩（酒炙）、瓜蒌仁、半夏（制）、胆南星、陈皮、苦杏仁、枳实、茯苓组成。方中君药瓜蒌仁、胆南星清热化痰，黄芩清肺、半夏燥湿化痰共为臣药，枳实、苦杏仁理气降气化痰为佐药。全方清热化痰，主治痰热咳嗽痰多，表现为咯痰黄稠、胸腹满闷、舌红、苔黄腻、脉滑数。

3. 肺气虚损证治

肺癌临床常见肺气虚损，表现为无力、气短、怕冷、肩背不舒服，这些症状与肺经的走向及肺部病变有关系，故云："气虚则肩背痛寒，少气不足以息，溺色变。"症状虽多，但其病机属肺气虚，可用一元论来解释。临证可选《永类钤方》补肺汤，此方由人参、黄芪、五味子、熟地、紫菀、桑白皮组成，以达补气益肾、清利润肺之功。因肺喜润恶燥，所以用紫菀，肺阴虚多由肾水虚所致，所以用熟地黄。

4. 肺气壅实证治

肺气壅实，与肺气虚的表现不同，"实则喘喝，胸盈，仰息"。症见喘咳、胸满，治宜清泄肺热，选泻白散合桔梗汤，主治肺热喘咳证。症见气喘咳嗽、皮肤蒸热，日晡尤甚，舌红、苔黄、脉细数，因肺为娇脏，喜清凉而恶燥热，所以加桑白皮、地骨皮，有肺经的伏热，肺失肃降，郁结在胸，用培土生金的方法。

常见的抗肿瘤药物

白花蛇舌草，味辛、微苦，性凉，入肝、肺、肾经。功能清热解毒、活血利尿。

半枝莲，味微苦、甘，性寒，归胃、大肠、小肠经。功能清热解毒、消痈利湿通淋。

蛇莓，味甘，性寒，入肺、肝、膀胱、大肠经。功能清热解毒、散瘀消肿。

龙葵，味苦，性寒，有小毒。归肺、胃、膀胱经。功能清热解毒、活血消肿利尿。

白英，味苦辛，性微寒，入肝、胆经。功能清热解毒、利湿退黄、祛风化瘀。

此外，对于肺癌的治疗，康莱特、金复康口服液、威麦宁胶囊、复方红豆杉等都可以辨证选用。

以上就是我今天的授课，最后和大家分享一下中医学习之感悟：成为一名好中医，一定要做到"了解中医历史，领悟中医之道，汲取中医智慧，传承中医光大"。希望大家今天学有所获。谢谢大家！

扫码看视频

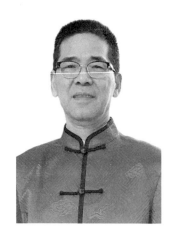

美籍华人，美国玛莉华盛顿医院癌症中心综合医疗小组顾问、世界中医药学会联合会肿瘤精准医学专业委员会常务委员。研究《伤寒论》《易筋经》多年，在临床上不断探索创新，将中医经络学说作为理论基础和西医人体解剖学相结合，认为人体是一个整体，各个系统相互配合进行新陈代谢。这其中具有疏通和传递功能，并作为人体层层防线、条条信息交换渠道的不仅是经脉，更是"膜、络"，使人体的气不断流转并使经脉、脏腑共荣。因此创建"指尖易筋疗法"，用手指尖感触人体皮肤、肌肉、骨骼形态及皮温以判断脏腑阴阳失衡，用富有特色的指尖推拿手法，或拨或推或点，对肌体筋膜、经络粘连牵拉处给予松解，以达到"以有形之体，引无形之气除瘀解堵"，疏通经脉，增强气血流通，提升人体自愈能力的目的。陈虹樑擅于治疗各类疼痛、免疫系统疾病、肿瘤及术后疼痛、内分泌疾病、红斑狼疮、肝豆状核变性、术后瘢痕恢复等相关疾病。现被北京市中医管理局指定为通州副中心台湖医院"陈虹樑指尖易筋推拿基层治未病适宜技术推广基地"负责人，并设立"陈虹樑指尖易筋推拿工作室"。应 2018 年京交会邀请，参加"2018 海外华侨华人中医药大会"，作为海外华侨华人中医药专业人才共同搭建世界性中医药成果交流平台。

指尖易筋疗法与肿瘤基地

主讲人　陈虹樑

整理者　秦子舒

　　我们的经方、针灸、指尖易筋疗法，归根结底针对的是恶性肿瘤形成过程中的疾病，而不是处理肿瘤或癌细胞。如果不是从对付癌细胞的角度去认识这个问题，我们的思路就会比较开阔。我转引一下习近平总书记引用过的名句"不谋万世者，不足谋一时；不谋全局者，不足谋一域"。其实，这个名句不仅在国家的问题上用得上，对于我们人体照样用得上，在处理恶性肿瘤时更用得上。经方能够流传千古，不是一事一例的功力，而是在于其广泛的适应性和应用性。指尖易筋疗法能够达到四两拨千斤的疗效，是在运用生命的自愈力和整体观的基础上，充分地把握疏通经络的关键及与脏腑、气血互为作用的整体疗法，并不是单单针对恶性肿瘤。其中，怎么运用"易筋经"理解中医方面的虚和实的问题，大家可以在有关资料中寻找、参悟。"易筋经"的方法都是虚和实的结合，也就是一个"膜与络"阴阳转换的过程，这个转换过程是一个膜络之间的新陈代谢的过程。我把"易筋经"叫作"医"筋经，因为"易筋经"是对于本身锻炼经筋这种需求的阐述过程，但当把它换成"医筋经"的时候，不但能医自己，而且还能医其他人。所以，指尖易筋疗法的原理要从中医基础理论的角度去理解，它是一个重要的中医古方，归根结底，中华武学和医学都是同一个道理，是同一个文化的归元。在中医文化中，手法、针灸、经方都有一个共同特点，就是脱离不了中华医学文化，其中包括了脏腑经络以及气血的相互运作关系。

　　处理世事百态的相互关系时，不能单看事情发生的表面，要从"关系"中仔细观察问题发生在哪里。同样，脏腑的病症并不在于脏腑本身，而是在于脏腑之间互相沟通的渠道，就像习总书记讲的这个问题一样：中国、美国跟日本、朝鲜的关系，往往不在于国家当前存在的问题，而在于处理问题的一个沟通方式，处理这些关系，这之间有一种意识形态、政治关系和其他方面的关系。在人体之中，它就体现在经和络以及脏腑的关系上。指尖易筋疗法的重点是解络的郁结，而"膜与络"是人体关系中一个极其重要的"关系"所在。

古代的点穴疗法虽然基本失传了，但是我从"易筋经"的理论中认识了它的道理，并加以归纳整理，对这个方法进行了实践上的探讨总结。因此指尖易筋疗法并不单单是一个手法，而是一种对我们中医古方既有传承又有发扬，且确实有效的临床方法。

在"精气神"的相互关系中，人体要保持健康，必须要做到脏腑、经络、气血升降出入有条有序。中医理论有提到过"精气逆乱，精气衰竭"这两个方面，当气机升降出了问题，就会发生"经气逆乱，经气衰竭"的现象，如发生后不能正确解决，就会发生大问题，直到人体衰亡。如何调节气机升降的平衡是中医学整体观要解决的问题之一。这不单是十二正经的问题，还包含了整体奇经八脉的中和作用。"精气神"之间的联络、三焦系统的联络，就是整个"膜与络"系统的运作和转化。因此，指尖易筋疗法融汇了"易筋经"心法的实质，因为"易筋经"内容也包含了人体解剖学。"易筋经"是古代练身法的总结，通过天地人的平衡法则来达到祛邪强身的效果。"易筋经"的心法是从无形到有形的转变过程，从最初讲"身和气"，到后面讲皮肤、筋、膜的整个过程是怎样进化和互为作用的。

指尖易筋疗法是中医的一种治疗方法。现在能从《内经》或其他经典中看到的很多推拿按摩手法，都是古人流传下来的，但没有流传下来的也有很多。大家在武侠小说里看到过，所有的武功大师都会自我疗伤，而他们采取的方法并不是按摩，而是打通经络，也就是一些点穴疗法。指尖易筋疗法就是以穴为要，舒筋通脉的方法，和针灸有异曲同工的效果。但如以强力按压痛点，而疏忽了对系统的牵拉、疏忽了患者的感受，这样的手法我认为是不妥的。特别是肿瘤患者长期处于痛苦中，你还按压痛处，只会让他更痛苦，我们的目的是为他解决痛苦，不能让患者因我们的方法而更痛苦，更不能造成他们情绪的紧张。当你的手搭上患者，你与患者之间就会产生一种互动。

我们不要害怕病症对你有什么负影响，邪不胜正，只要你的身正心正，邪气是伤不到你的，我做了大半辈子医生，邪气也没有伤到我，过度担心反而会伤到你，会在你心中留下阴影，永远记住，中医治疗的目的就是把这些邪气驱除。

在诊疗中，指尖易筋疗法可以弥补经方对这些重大病症治疗效果的不足。经方的不足不是它自身的不足，而是人体结构的原因造成的，是病源、病症与人体的相互联系上的原因。经方进入人体后怎么充分发挥作用？也必须通过筋络的运作和气血的运行。当患者处于病重的状态，或因某种特殊原因无法口服药物也无法用针的时候，用指尖易筋疗法就能先行一步解决一些问题，然后再用针灸、经方发挥更好的疗效。

指尖易筋疗法治疗肿瘤就是注重膜与络、经脉、脏腑的特殊关系，就是让五脏通畅，增加患者本身的免疫能力，通过本身气机的通畅来达到消除疾病的目的。肿瘤基地灭了就等于把癌细胞给逼出来，无处遁形，免疫细胞就有机会把它杀死了。

因此，指尖易筋推拿的要点有以下几点：

第一，充分了解人体的结构。我们不一定要深入研究它，但是我们要了解它，要了解人体实体的系统和器官及各方面组织的相互关系和运作。

第二，要充分了解穴位的位置跟人体各组织的对应关系。

第三，充分了解穴位名词的意义，并不单单是中医学里面的意义，还有我们中华文化对这些名词的解释。所以，学习古文对于我们学习中医的人来讲是非常重要的。不要觉得学习古文很麻烦，在学习的过程中，也提升了你本人的文化修养。

第四，在操作的时候，随时注意气机的变化。《素问·至真要大论》说"审察病机，无失气宜""谨守病机，各司其属"，张景岳注解："机者，要也，变也，病变所由出也。"这是对病机这个词的含义最准确的解释。要，就是关键；变，疾病的变化；由，就是疾病的缘由、疾病的来由，也就是我们今天讲的疾病的原因；出，疾病的去向，它的变化、发展、走向。这里讲了四个内容，疾病的关键、疾病的变化、疾病的缘由、疾病的去向。指尖易筋疗法也要遵守这个原则。

在临床处理患者时会发生这样一种现象，肚子里有鸣响声，针灸的时候也会鸣响，这是普通的现象，是气流运作的原因。指尖易筋疗法操作时，它有几种鸣响的声音，如会出现尖叫声、细长的尖叫声、鸟叫声、流水声、雷鸣等，最少有三种声音，这些鸣响声代表体内不同的气机变化。从鸣响声的变化可以引申到患者的表情和身体的变化、腹部的声音、关节的声音（就是我们关节受伤劳损的时候的声音）。关节组织的损伤会造成经脉运行受阻，间接影响脏腑、身体寒热、患处皮肤及面部的变化，这些变化都要综合考虑，复诊的时候要仔细听，他从上次操作到这次有多久、觉得有多大程度的好转，总要了解了之后才能知道下一步怎么走。对于慢性病的处理办法，中医的十二经脉、奇经八脉非常重要，但是要结合人体解剖学才能更快地掌握这些方法。同时要借鉴西医认识人体结构方面的精髓，如乳腺癌是什么状况、表里内外的综合感觉，或者是还没严重到是癌症的乳腺良性肿物，都要根据多方因素综合诊治。各位女性朋友都应该清楚，乳房在某些情况下会发生痛和肿胀，肿胀的原因是气血不通，造成里面的毒素排不出去。此外，也许大家没有注意到，乳腺的肿瘤一般不会同时发生于两个乳房。

　　我们在诊疗时要仔细观察患者的一举一动，包括胸廓的一开一合，语气的异常状况，患者难受的感觉，这些都代表着患者体内的变化。我们观察这些的时候要带有一种从心底发出的关怀，而不是单单作为一个医生在履行职责，我们要将整个心放进去。

　　指尖易筋疗法的注意事项是绝对不能直接从病灶下手，而是要找出疼痛牵拉的部位。它们有的在近处，有的在远处。它们并不是阿是穴，因为往往这个穴位找出来的时候是痛的，但是你操作以后痛点就消失了，所以是天应穴。远近的牵拉操作到最后消失了、疼痛的程度减轻了，那你就成功了。

　　第五，初步的操作就是针对浅层的牵拉，解决了以后再找出更深层次的牵拉。因为人体的组织是一层层的，必须耐心地层层破解才能解决。它的表现往往是阳经和阴经的不和，想要解决这种不和，一个重要的地方就是关节，因为人的关节是阴阳平衡的主要部位。很简单，从西医的角度讲，关节往往是神经和血管回转的地方，而且关节有结缔组织，是最容易牵拉和挤压到的地方。一旦造成牵拉，结缔组织就会黏在骨头上，关节炎就是这种情形。

　　下面讲恶性肿瘤，它是一种阴阳互动失常之象。在这个问题上，无论是经方、针灸还是手法，对这个病症都要有清晰的认识。中医学中有一个"道隧"的存在，"道隧"就存在"膜和络"的作用，它本身就是个阴和阳的关系，道为阳，隧为阴。

"膜和络"相互之间的关系是人体内部组织系统的重要组成。食物、药物进入人体也会产生一定的毒素，这也是我们中医所称的"外邪"之一。这些负面、阴性的东西跟随着人体气血津液流动、渗出，但在人体无法处理排泄的情况下，有一部分会进入人体的血管和一些其他系统，包括免疫系统、淋巴系统，长期下来它就会在一些系统的交叉点上产生粘连。所以我的解释，这就是一个毒素瘀结的过程，毒素集中瘀结以后，由于人体系统无法对抗，就会产生炎症，这个炎症跟普通的炎症不太一样，这些炎症的周围含有相当大量的化学物质，免疫细胞没有足够力量对抗这些化学物质，因此会造成疾病。从西医学角度来讲，肠胃不好需要免疫细胞，感冒发烧需要免疫细胞。每当病症发生时，免疫细胞都很快地集中发挥作用。但是，肿瘤却不一样，它已形成了一个干性的瘀结组织，并能对免疫细胞产生一种强烈对抗，以及对其周围的组织系统的不断破坏、扩张，这就是我认为的肿瘤的形成过程。

当癌细胞发现这个瘀结以后，它就会以这个点为中心，形成一个癌细胞的外壳。有些药物因无法对这个瘀结发挥分离作用，不但消灭不了癌细胞，反而会对癌细胞的生长与扩散起到一种促进作用，因为含有化学成分的药物对免疫细胞同样有抑制作用。

从阴阳的角度分析，人的体外相对体内来讲，所有的外表皮肤、肌肉都是阳性的，而体内的系统是阴性的。在体内又会再分阴与阳，你的气血、津液相对"外邪"来讲就成了阳性（气血和津液流动的时候，毒素就属于阴性的物质）。总而言之，人体本身经过元气散发的所需要的津液是属阳性的，所以在阳气强大的系统和脏腑，这些"外邪"的阴性物质将被消灭或驱除。但这些"外邪"却能对一些细小的组织、系统发起攻击。一旦此处阳性的物质在某种情况下被抑制，那么它们就会受到癌细胞的攻击。癌细胞喜欢这些毒素，因为这些是能够培养它形成肿瘤的养料。

因此，肿瘤是一个阴中之阴的产物，是"极阴"的产物。癌细胞乘虚而入，使人的系统和脏腑发生病变。乳腺癌、肝癌、肺癌都是很明显的例子。如我们仔细思考，去发现其中的规律，去发现这个阴中之阴导致极阴的现象，对于诊疗是有益的。既然肿瘤是极阴的，而且这个极阴单靠人体的阳气解决不了，那么我们要采取什么方法呢？首先解释一下，为什么西药现在解决不了恶性肿瘤的问题？因为西医及其化疗手段是针对癌细胞的，认为肿瘤是炎症的产物，必须要用极寒的方法去解决它，所以化疗药物的成分基本都是寒性的东西。而放疗之所以是热性的，是认为这个肿瘤是极阴极寒性的，所以要用阳性的办法。那么到底是先解决它的阴寒还是先解决它的热毒，西医在这个方面自相矛盾，解决不了这个问题，也没有办法来统一解决这个问题。但是，我们中医有办法，通过辨证采取围魏救赵的方法可以解决这个问题，经方的辨证运用就是采取了平衡阴阳的办法。血气不和，百病乃变化而生，荣卫不行，五脏不通。这其中的变化，也就是"膜与络"的功能对人体起到的作用。我们古人在运用经脉和脏腑以及穴位之间的联系时，讲了一个根本的问题，就是以气血的运行为主导，调动人体的气机，调和脏腑的功能，来对抗所有的疾病。平衡气机和调和脏腑的功能从哪里来？就是我们"膜和络"的功能。如果"膜和络"出现问题，我们的脏腑就会出现问题。所以在古代，中医的各种疗法是不分的，各种针法、灸法、经方都是在一起的。包括仲景，虽然注重经方，但是不等于他将其他疗法都排除了，只不过是他有更偏重的地方。仲景对《黄帝内经》可谓是了如指掌，难道说他对《内经》讲的经络穴位不懂吗？如果仲景还在，他也会说得很清楚，只不过是有偏重，并不等于要排除其他中医疗法。这是我的看法。

对肿瘤这个疾病，首先我们通过观察的方法，可以把引起肿瘤的相关部位气血不通的粘点拨通，让免疫细胞能逐步进入这个肿瘤基地周围，这样就能以人体自愈力把这个可能引发这些恶性肿瘤的基地消灭，或最低程度地减少癌细胞的攻击，这就是指尖易筋疗法的最终目的。

那么在一些穴位上怎么处理这些症状呢？我认为当患者出现疼痛，他们用绝望的目光看着你，而且针药都不起作用的时候，我们如首先能帮他们止痛，我们就是他们的神，也是我们能取得他们信任的第一步，所以我们要尽到这个"神"的责任和义务。

治疗乳腺癌，以及乳腺癌术后的肿胀疼痛，大家会用很多方法，如按摩及药物等。可如果患者还是痛，那我会首先操作她的中府、幽门、承满、期门等，这几个穴位操作后她的痛会马上缓和一些，然后再操作她的滑肉门、水道、关元、气海这些穴位。为什么要操作这些穴位呢？因为在中医理论中，女子的乳房和子宫的经脉是相关的，它们有个共同的气血渠道，这在《内经》

里面讲得很清楚。乳腺癌手术处理完了，如再采用其他的处理手段，让经络气血恢复正常，那么70%以上发生转移的现象能够得到控制。如果不及时以中医疗法进行处理，那么半数左右的患者在五年内仍会发生转移复发。这个结论哪里来？就是这个淋巴系统受阻引起的。肿瘤是膜原（架）由于结构损坏后人体未能正常修复的一种病变。当人体新陈代谢正常运行时，膜层（架）不会无限增大和病变，因为人体的气血运作会将残余物质清除。一旦发生病变，或由于其他原因持续损伤膜络，也就是在同一处产生持续性慢性炎症，而气血又长期积瘀，再加上药物无效，这样不仅阻止了人体气血的自愈力，而且更使有抗药性的癌细胞有机可乘，此时就更容易产生病变了。

对乳腺癌患者做治疗时，你会发现其乳房会有塌陷现象，这是气血流通后，经络运行的一种正常的"驱邪"现象。放心，过两天它就恢复正常，且不会再胀痛了。就这样反复操作几次后，有的患者一看有效就坚持了，有的坚持了十年、二十年，其检查过程从每个月的复检，到三个月，到六个月，到一年，到最后就不用检查了，而且没有用其他的方法、药物。大家以后碰到这样的患者可以用这样的办法试一下。

扫码看视频

从三焦论治恶性肿瘤

主讲人　陈虹樑

谢谢大家。在国内，我们要把中医这个"花卉"养得比国外更好，因为中医是我们中华文化的瑰宝，同时我也非常荣幸自己是一个中医人。感谢中医的各位大家，没有他们的强烈推荐，我今天不会站在这里和大家见面。但不能讲我也是一个中医大家，只能说我是一个好郎中。

我们今天谈一下三焦对恶性肿瘤防治的作用。我们首先要回顾一下古人当初是怎么治病的。很早的时候，传统中医是怎么发挥治疗作用的。先不要说治疗重大的疾病，一般的疾病，他们是怎么治疗的。应该说在早期，古老的推拿和点穴疗法都是中医治疗方法的一种，大家在武侠小说里看到过，其实这不是神话，这是艺术化的点穴方法。当年师父传授的时候，有句话非常重要，"急重伤人，轻缓治人"，大家可以在自己的身上试试，体会一下。

一、正确领悟三焦理论

三焦这个位置究竟在哪？从古到今，很多中医大家都在探讨这个问题，我们的郝老师对三焦有独特的见解，大家可以学习一下他的学说，在此不重复了。为了这次讲座，我也钻研了好久郝老师的三焦理论。经常有人问我，郝老师和你不一样，他是经方大家，所以你们是怎么找出这个共同点的？特别是关于仲景的三焦理论，他们讲的经络跟你讲的经络是不是一样的？我想告诉大家的是，中医学是一棵大树，但大树之上会有枝杈，这根本没有冲突。今天你卖豆腐的，不会讲西瓜怎么样。但是你卖西瓜必须讲西瓜怎么吃，就跟你卖豆腐讲豆子怎么磨一样，这是同样的道理。我们的经方大师着重以经络脏腑解释三焦，与外治法从经络穴位的功能诊疗三焦的问题是殊途同归的解释方法，一点都没有冲突。经方的立足点在脏腑经脉的调理，没必要过度讲解所有的穴位。中医外治是从外向内，讲究穴位经络。也没有必要过度探讨脏腑的问题。这就是各有所长，但都坚持一个整体而治的原则。各有所长、各有所专，整体而思、整体而治是我们学中医的人所要遵循的原则。

很多人都讲到了中西医结合问题，但中西医怎么结合，怎么共进？我说你先把中医弄好，一个好的中医并不是光看病，也要治病，你得把中医的各种方法全都汇总到一起，利用自己的所长治病，那才是一个好中医，这是我们中医人目前要面对的实际问题。

对于三焦的理论问题，大家应该记得，前一段时间西方的学者发表了一篇文章，即"科学理论"发现了中医的三焦跟人体的关系。我也看了这篇文章，就一句话，你有什么好高兴的？他讲的问题和研究，怎么会同三焦联系到了一起？也许他发现了一个小小的角落，但和真正的中医学是扯不上一点关系的。我们中医人要学中医，对三焦理论是应该要有一个深入的认识。不要从西方的"科学"中去找三焦，这是个非常错误的方向，更不应该认为西方的理论就全说得对。总而言之，我认为中医学阐述的三焦理论是一个系统性的功能理论，而不是仅限于物质性的。

我们拿什么论证我们的疗效？首先，我们对于古中医要真正了解和掌握，才能有底气。当然我们要承认西医的现代仪器精准诊断，但只能把它当作引用和辅助，我们的思维不要跟着它走，如被西医的病名牵着走，就会迷失中医的方向。

对于基础理论来说，郝老师在这方面讲了很多，在这里我就不讲了。我也有我对三焦的一些认识，在治法上也有一些不同的方法。

第一，三焦其实是一个人体的循环问题。它究竟是实还是虚，还是半实半虚？我的一个中医朋友跟我讲，你讲的问题是实邪入内，但我们真正的中医理论，不是实体，是虚的。我回答：你可别忘了，经脉是一个功能性的作用，而这功能性作用是对实体产生作用的，所以我认为是"虚实相间"的。我要问一下，你有没有看到过海市蜃楼？你知道海市蜃楼是虚还是实？是虚的没错，但它的光和水分的存在是实的。它能将地球的某一个地方在天空中映射出来，这是虚的。但是它所映射的状况却是实的，只是我们不知在哪个地方。当然我是仅拿这个作个比喻。我跟他们讲，中医理论你不要过度解释，你越解释越乱，我们只需要去"悟"。

第二个问题是西医对恶性肿瘤转移的认识。这个问题在西医来讲，就像切西瓜切开以后看问题，哪里烂了切哪里，始终离不开这个西瓜烂的地方。但我们要了解它是怎么烂的、引起烂的原因是什么。中医既要治病又要重视预防，在治已病和治未病的概念中，这是一个等同的和互联的观点，这两者之间的关系大家应该都很清楚。

二、三焦理论与人体和恶性肿瘤

怎样运用三焦理论防治恶性肿瘤？我们中医讲脏腑、经络，那么如何应对这个肿瘤？癌细胞每个人都有，但不是每个人都会得。那为什么现代恶性肿瘤越来越多而古时候没有这么多？这和我们当前的生活习惯以及我们的食物有相当大的关系，最主要的原因之一是越来越多的化学物质对人体系统造成危害。

怎样预防恶性肿瘤的发生？首先要注意生活习惯和饮食习惯。先讲一下"膜络"，它是一个相互依赖、生存和运作的系统，而且与三焦的关系极其密切，因为它是一个重要的连接和运输的渠道。膜是络的支架，有输送津液的功能。络对人体的气血调节、输布起主要作用。而上焦的雾化作用，则必须由"膜络"的运作才能完成津液输布。人体的元气、肺气和各方面的气，也都要依赖"膜络"的功能。所以"膜络"一旦出现问题，必造成气血受阻，瘀堵之症会愈加严重，造成组织的病变，这应该是肿瘤的起因。

三焦对人体的各种运作并不是单一的，气机的功能都需要依靠三焦进行循环。一旦失调，它会影响各个脏腑间的协调和平衡，进而导致各种相关疾病。可以说三焦在所有的经脉里，占有一个主导地位。譬如每个人不能没有心脏，但心脏需要其他脏腑系统的维护，其中三焦和肺气的作用是最重要的。三焦和肺气输送的渠道就是"膜络"，这样我们对"虚实相间"的理论就可以有个初步的认识。

再看人体的所有的穴位和作用，脏腑的病症、经脉的变化，在穴位上都会有所反映。在治疗的层面，所有的膜络就成了他们之间共同供给养分的、参与行军作战的"道隧"，所以说膜络是三焦发挥作用的必不可少的条件。

三、食物或药物对三焦的影响

人一旦吃了含有过多毒素的食物，或服用过多的西药，到了五年、十年后，就会由于毒素不被身体所吸收而排出、渗出"膜络"，进而产生组织的病变，肿瘤就是其中一种。

经方的作用如何发挥得更好？它和三焦及膜络是怎样的关系？为什么要用指法和经方相配合，起的作用是什么？这些都是很重要的问题。我们说化学物质在膜络中会产生危害，在西医的理论中，它们会留在淋巴系统的细小管道里，从而产生炎症和病变。如果在初期使用消炎药，我们用经方来推理，能不能发挥作用？能。因为我们的方子里的药物不是化学物质，而是天然物质，它是可以被人体正常消化、吸收后转化成有益的水谷之精微而生效的。但当瘀结之症严重时，或是"膜络"已有多方面渠道受阻，这时就会对任何药物的效力产生影响，致使带有"药性"的多功能气血受阻。因为这种瘀堵往往已经从"痰"变成黏性甚至是干性的"结"或"瘤"，在这种情况下就得采取不同方法配合药物的输送。指尖易筋疗法的作用如同清道夫，它的作用是把一些残渣与"膜络"产生副作用的粘连物质分离，使人体能将这些毒素排泄出去。这些观点在以前的书本上基本没有，但希望大家对这种"膜络"和"道隧"的观点有自己的体会。

恶性肿瘤转移的部位在肝、肺、淋巴等，这一点每个人都知道。但肿瘤为什么会转移？转移到什么位置？所使用的药物会不会促进它的转移？这些问题要好好讨论一下。这里有一个问题，心脏有没有肿瘤产生？好像没有。为什么？从西医理论来看，因为心脏里面有大量的免疫细胞存在。人体有自我防卫能力，如果没有这个功能，恐怕我们在出生后就会死亡。

所以当人体初发病症时，如果能够解除瘀堵、增加气血津液的运行，就是预防癌症病发的一个重要方法。中医的外治法有推拿、拔罐、针刺、外敷药、足浴、艾灸等方法，都是可以用的。推拿全程调理也是个非常好的办法。尤其是调理经络、舒畅三焦。可问题是，当患者伴见炎症的症状时，适合用推拿吗？这个时候，指尖易筋疗法才能做到消除炎症。正确的治疗方案，有足够的理论可以说明是做得到的。我们中医内部要团结统一，正确讨论中医的各种疗法并适当使用，才能真正发展中医，把肿瘤这个难关突破。

　　中医学是我们的一种信仰，也是包容江河的大海。这样的讲座，要作为重点经常讨论学习。今天郝老师的经方，怎么能记住、怎样运用？他的经方怎么处理各种病症？怎么配合其他疗法？都是我们的思考方向。

扫码看视频

◆ **冯利**

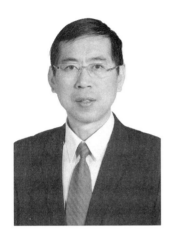

中国医学科学院肿瘤医院暨中国国家癌症中心中医科主任，主任医师，教授。北京协和医学院博士后及博士研究生导师。国家中医药管理局"十二五"中医肿瘤重点专科及中西医结合临床重点学科带头人，国家中医药管理局第三批"全国优秀中医临床人才"，中国中医科学院"中青年名中医"，国家卫生健康委"优秀共产党员"，中国医药卫生发展基金会"德艺双馨，人民好医生"，获得 2016 荣耀医者"中华医药贡献奖"。世界中医药学会联合会肿瘤经方治疗研究专业委员会会长，世界中医药学会联合会肿瘤外治专业委员会副会长，世界中医药学会联合会肿瘤精准医学专业委员会副会长，中国肿瘤微创治疗技术创新战略联盟中西医结合微创专业委员会首届主任委员，中国中医药信息研究会温病分会副主任委员，国家自然科学基金及北京市自然科学基金评审专家。承担国家及省市级科研课题多项。已培养（毕业）博士后、博士、硕士研究生 30 余人。获得国家新药发明专利两项。

经方及有毒中药在恶性肿瘤治疗中的应用

主讲人　冯利

一、恶性肿瘤严重危害人民生命健康，引发全世界的广泛关注

肿瘤患者的临床表现各种各样，特别是肿瘤患者经过手术、放疗、化疗、靶向治疗等前期治疗以后，再来找中医治疗的，那么证型到底如何来把握？怎么发挥中医的特色来治疗？经方在临床中到底该怎样运用能产生更好的疗效？这些是中医大夫看病的时候常常遇到的问题。目前肿瘤已经是一个致死率最高的疾病，2018 年 3 月，中国国家癌症中心发布的最新癌症数据显示，2014 年全国恶性肿瘤新发病例数 380.4 万，死亡 229.63 万，发病及死亡人数在全世界最高，引发全世界的广泛关注。

二、中医药在恶性肿瘤治疗中的作用和优势

恶性肿瘤严重地影响全体居民的生命健康，所以国家非常重视。每次国家的、全世界的重大项目的招标，肿瘤都是重点的招标项目，投入非常大。实际上治愈肿瘤这个目标离我们还很远，但是肿瘤治疗每年的新进展、新进步还是非常大的。比如肺癌，过去肺癌化疗放疗后，平均生存期一般都在十个半月左右，但随着肺癌的机理研究越来越清晰，肺癌的治愈率、有效率也越来越高，现在肺癌的三年、五年的生存率提高得非常快，临床效果也非常好。一些消化道肿瘤，如结直肠癌，最新研究显示，左边的结肠癌和右边的

结肠癌，机理实际上是不一样的，治疗方法、预后也是不一样的。肺癌病理类型大概有十几种，每一种肺癌的发病机理、在中医的表现上也是不完全一样的。中医药在肿瘤的治疗中起到一个非常重要的作用。国务院印发的《健康中国 2030 年规划纲要》指出，中医药在治未病中可以起到主导作用，在治疗重大疾病中可以起到协同作用，在疾病康复中可以起到核心作用。也就是说中医药可以发挥非常重要的主导作用，特别是癌前病变的治疗。像萎缩性胃炎、乳腺增生（结节）这一类的疾病，中医药都有非常好的效果。对于癌症等重大疾病，中医药和西医治疗是一个协同作用，而不只是一个辅助的作用。另外，中医药在康复治疗中也有非常重要的作用。很多西医专家在肿瘤缓和医疗大会上提到，在姑息缓和治疗过程里，中医药能够产生更多原创性、更有意义的成果。

我们国家食品药品监督管理总局（CFDA）有一个专门用于中药新药治疗恶性肿瘤的临床治疗原则，CFDA 对中医药治疗肿瘤有明确的阐述：第一，中医药可以作为肿瘤的治疗用药；第二，中医药可以作为辅助用药；第三，中医药可以作为改善肿瘤症状用药，这也包括癌性疼痛、癌性发热、癌性疲乏等。特别是对肿瘤患者来说，症状的改善对提高他们的生命质量是非常重要的。肿瘤患者经常说："我不怕死，但疼痛让我痛不欲生。"所以，改善肿瘤患者的症状也是非常重要的。改善癌性疼痛、癌性发热、癌性疲乏等都是非常重要的课题。据统计，80% 的肿瘤患者都会出现癌性的疲乏，癌性疼痛所占比例也是非常高。所以，在解决癌性疼痛、癌性发热、癌性疲乏等问题上，中医药都有非常好的、突出的特点。

国家对中医药的利好政策越来越多。我现在所在的单位是中国医学科学院肿瘤医院暨国家癌症中心，这是全亚洲最大的肿瘤防治中心，西医综合实力非常强，同时对中医药的需求非常大。我觉得在这个平台上能把我们中医的声音更好地发布出去，让大家知道我们中医在做什么工作，跟西医的同行交流也会更多一些。

中医治疗肿瘤主要是体现在三个方面：一是对肿瘤癌前病变的防治；二是在肿瘤治疗过程中对放化疗的协同治疗；三是对晚期的肿瘤患者能够提高生活质量，延长生存期。

在肿瘤防治中的作用：中医药对癌前病变有非常好的作用，一个作者在《中医杂志》英文版（SCI）发了一篇大数据文章，证明 120 例慢性萎缩性胃炎单纯地用中医药治疗明显比西药有效，由此可知，单纯地使用中医药就可以使 HP 由阳性转阴性。此外，中医药治疗在胃镜下、病理下还有临床上观察都有非常好的疗效，对于癌前病变萎缩性胃炎用中医药比单纯用西药治疗能够明显地产生有阳性意义的结果。这是内科专家孙燕院士做的贞芪扶正治疗慢性萎缩性胃炎的结果，证明了中医药在治疗癌前病变上有很好的效果。上海四家医院对胃癌的死亡患者做了一个多中心的回顾性调查：中医药是否对胃癌患者的生存期产生影响？四家不同的医院调查了胃癌患者从治疗到最后死亡的过程，最后的结果是加了中医药，特别是健脾、养胃这一类中药，配合放化疗能够明显地延长胃癌患者的生存期。因此，认为加入有健脾功效的中医药疗法是胃癌生存的一个独立性的有利因素。单纯的西药治疗下患者生存期只有 11.1 个月，用了靶向治疗以后才提高到 13.9 个月，加上中医药以后可以达到 17.9 个月。这说明中医药跟西医西药是不能用细胞毒作用比较的，就是化疗以后肿瘤马上从大缩小的细胞毒作用不是我们中医的特长。那么中医药的作用主要在什么地方？中医药的作用主要是提高免疫力、减毒增效、预防肿瘤的产生、治疗癌前病变，但是一直没有特别有说服力的一些高水平的文章出现。中医认为可以治疗肿瘤，那么，机理是什么？怎么能够说服现代医学的一些专家？实际上在 2015、2016 年的时候，有一段时间我们也在考虑这个问题，和西医的专家探讨过，他们说希望能够做一些中医药在菌群失调方面的研究工作，觉得跟肿瘤之间相关的工作可能产生一些更好的成果。实际上大家也在做，但是发表的高水平的文章不够多。在 2017 年的时候，*Science* 发表了两篇文章，提到了肠道益生菌和癌症之间的关系。文章说把小鼠种上肿瘤以后，一组用抗生素把它肠道的益生菌打乱造成菌群失调，然后再用抗肿瘤药，肿瘤就没有缩小；另一组保持正常的肠道益生菌，或者增加一些有益的益生菌，再用抗肿瘤药，肿瘤明显缩小。证明了益生菌和肿瘤之间有一个非常密切的关系。所以文章发表以后，益生菌和肿瘤之间的关系一下成了全球非常热的热点。中医药通过健脾益肾，然后抗肿瘤，实际上，其机理很大一部分是通过改善肠道的益生菌发挥抗肿瘤的作用。中医健脾益肾改善益生菌是行业内公认的，但是益生菌和肿瘤之间的关系，一直没有见到高水平的文章。直到 2017 年 *Science* 这两篇文章发了以后，这方面的自然基金课题才大量涌现。中医药治疗疾病，特别是肿瘤疾病，一直受制于过去一段时间的理念限制，认为必须是靶点非常明确的治疗才被认可，但实际上这是一个误区。所以我们的经方在开发上和国外（如日本）产生了很大的距离。但是最新的《中医药法》专门规定了政府举办的医院必须要设置中医科。另外，古代经方的中药复方制剂在申请批准文号的时候，可以仅提供一个非临床的安全性研究资料就可以研发。《中医药法》规定，以后经方的治疗要遵循中医的规律，而不必像西医一样找到靶点，找到确切的、有效的物质来进行治疗。这些法律法规给了中医药非常好的政策支持，以后我们中医药制剂就可以更多地把经方应用到临床。

三、经方及有毒中药在恶性肿瘤治疗中的应用及典型案例分析

肿瘤这个学科是比较新的一个学科。西医学从 20 世纪 30 年代开始，逐渐分离出肿瘤学科，肿瘤学科从内科、外科分离出来以后得到了快速发展。中医的肿瘤学科大概从 20 世纪 50 年代开始出现，但很多省级中医院的肿瘤科近几年才开始成立，是一个新的学科。中医肿瘤学科成立以后就面临中西医结合的问题。从四大经典开始，内外妇儿学科经过这么多年的发展，相对来说中医的体系已经比较成型了。中医肿瘤学科从 20 世纪 50 年代分离出来以后，放疗、化疗包括现在这种靶向微创，各种各样的新的技术又出现了。在这些新的技术出现后，中医肿瘤学科怎么建立？中医肿瘤怎么辨证？怎么能用四大经典更好地来指导中医肿瘤的治疗？这些问题是这个学科是否能够发展好的非常重要的因素。在四大经典的时代古人没有见过放疗，也没有见过化疗，没有见过靶向治疗和微创治疗。经过这些治疗以后，会使患者产生一个新的症状，即一个本来是沿着这样一个主线发展的疾病，可能经过放疗、化疗以后就跑到另外一个主线上去了。那么，这时候用中医如何进行辨证？怎么把这个学科整合到中医的理论体系中，是中医肿瘤学科能够发展得更好的一个非常重要的因素。

治疗常见的肿瘤，如何用中医的经典理论来辨病辨证？比如，肺癌是临床上最常见的恶性肿瘤，大概占肿瘤的25%，也就是说四个癌症患者里面就有一个是肺癌，所以在各个医院肺癌都是最常见的疾病。肺癌常见的临床表现为咳嗽、咯痰、胸水、胸痛等。这些症状按照中医的经典理论怎么划分、怎么思考、怎么治疗？一般情况下，以咳嗽为主症的可以分急性或者慢性咳嗽，常见证型就是一个热证，一个寒证。在急性期，大多数情况下我们以桑菊饮或者银翘散加减；慢性的咳嗽一般以止嗽散加减。治疗肿瘤，中医治疗思路是一样的，治疗的时候要辨证施治。首先通过四诊，确定基本证型，然后应用经典方即基础的方子，在这个方的基础上进行加减，这样才符合我们中医的辨证论治规律。如胸水，临床主要表现是咳逆、胸闷、胸痛。按照中医的经典理论来说，属于中医的"饮证"，常用的经典方有小青龙汤、葶苈大枣泻肺汤等。肿瘤疼痛也是临床非常常见的一类疾病，我们通过临床反复探索总结，最后形成三个治疗癌性疼痛的专方：益肾骨康方、温阳通痹方、骨痛贴，这三个方我们都申请了国家新药发明专利。其中益肾骨康方、骨痛贴的专利已经获批，这些专方治疗癌性疼痛疗效确切。肿瘤实际上是比较复杂的，治疗这些疾病的时候，如伴有咳嗽、胸水、胸痛这些症状的时候，第一要解决症状，改善患者生活质量；第二要解决这个疾病，做到标本兼治。如果疾病进展较快，症状很难控制，即便是暂时控制，很快还会出现新的问题，所以需要标本兼治。在治疗常见症状的同时，要考虑原发病的治疗。比如肿瘤压迫到神经而产生了疼痛，如果肿瘤不缩小，即便是对症止痛，药量也会不断增大，疼痛也就很难再继续控制下去，所以一定要标本兼治。

分享一个典型病例，一个经穿刺病理证实是右肺腺癌的患者，在北京某肿瘤医院化疗两个周期以后，出现大量的胸水，属于化疗无效的进展期。2012年这个患者来肿瘤科我的门诊就诊，坚决要求不用化疗也不用西药，完全用中医药治疗。就诊时患者的肺功能非常差，需要坐轮椅，但经过中医药治疗一段时间以后，胸水完全消失，可以自己上楼来就诊。其一诊至四诊CT结果见图8～图10。

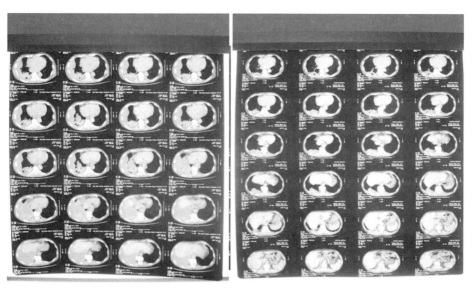

图 8　治疗前后纵隔窗对比图（左为治疗前、右为治疗后）

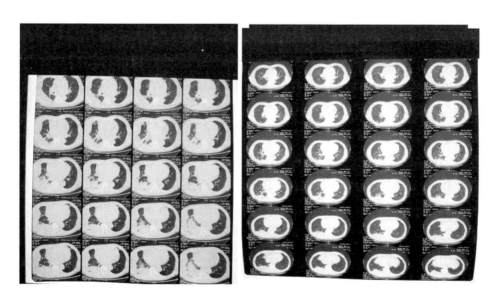

2012年4月18日　　　　　　　　　　2012年10月31日

图 9　治疗前后肺窗对比图（左为治疗前，右为治疗后）

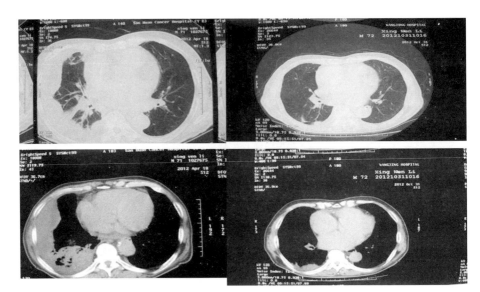

图 10　治疗前后放大图（左上为治疗前纵隔客窗，右上为治疗后纵隔窗；

左下为治疗前肺窗，右下为治疗后肺窗）

　　在一次学术会上，我做主题讲课，面对的大多是西医知名专家，分享完这个案例以后，有一个知名西医专家就跟我说："冯大夫，你们中医药治疗胸水真的有效吗？"我说："真的有效，这一例就是真实有效的病例。"他说："我给您介绍个病人，这个病人就是我母亲，她的肿瘤控制得挺好，但是大量的胸水解决不了，您能给她看一看吗？"我说："可以。"后来我去给她母亲看了，患者大量的胸水，留置引流管。她当时在用靶向治疗，维持得还挺好，整个肿瘤还算比较稳定，就是大量的胸水导致了喘憋、呼吸困难这个问题难以解决。后来我开了一个中药处方，吃了 14 剂中药后这个患者的胸水就完全消失了。这位老年患者现在是非常忠实的一个中医"粉丝"，一旦有病，先看中医不看西医。包括前两天她失眠睡不着觉，问我还能不能开点药治疗。我说胸水都能解决，失眠当然更好解决，然后吃完药也非常有效！中医药对症治疗能够产生非常好的临床效果。我当时的处方基本上以桑菊饮、半夏泻心汤为基础进行加减。

　　肿瘤手术或放、化疗后以及晚期肿瘤常易引起消化道反应，特别是放、化疗后，几乎每个患者都会出现消化道反应。反应严重的可影响食欲，最终导致治疗不能继续进行。这一类的病症大致属于中医之"痞证"，患者常觉胃脘痞塞胀满。过去认为此类病症属于放化疗以后产生的虚证，常采用益气健脾法，选方参苓白术散、补中益气汤等加减治疗。实际上，它不一定全是虚证。临床观察大多数情况下是放化疗以后影响了脾胃的升降功能，患者因脾气不升、胃气不降从而出现痞满的表现，临床上采用半夏泻心汤、生姜泻心汤、甘草泻心汤等经方进行加减，辛开苦降，恢复脾胃正常的升降功能。另外，患者化疗的同时一般会使用止呕药防止化疗产生的副作用，但用了止呕药以后患者常常会出现便秘，这种情况以半夏泻心汤加减通常可获良效。还有一类患者用了伊立替康这一类的化疗药物，用完以后出现严重的腹泻，我们用生姜泻心汤加减，临床疗效确切。此外，用了化疗药以后出现药物反应而导致的呃逆、口腔黏膜白斑、口腔溃疡等过敏反应，可选用甘草泻心汤加减。三个泻心汤虽然是三个方，但是实际上组方药物基本是一致的，只是里面药物用量不同，主治方向也就发生了变化，如半夏能止呕、除湿、安神，小剂量的半夏可以止呕除湿，中剂量的半夏可以开胃，大剂量的半夏则可以安神。半夏在《神农本草经》里列为下品，认为其有毒，实际上半夏到底有没有毒？目前为止没有找到半夏具体的有毒成分，其他如附子有毒，我们知道附子含有乌头碱。目前在电子显微镜下，可以看到半夏里面有很多结晶钙成分，像麦芒一样的结晶钙成分，一般认为这种成分能够导致咽喉刺激症状，所以古人认为它有毒。《药典》规定半夏最高用量是9g，实际上9g只能够起到止呕除湿的作用。在张锡纯所著的《医学衷中参西录》里面，他认为大剂量的半夏有很好的安神功效，特别是生半夏，安神效果更好，由于生半夏不容易找到，所以他主张用清半夏。临床上我的体会是，伴有疼痛的时候用生半夏，不伴疼痛的时候可以考虑用姜半夏。如果考虑到半夏的安全性，可能法半夏最为安全，因为经过白矾、石灰和甘草的炮制，能够使半夏的结晶钙断裂，所以说法半夏应该是最安全的。著名本草学家李时珍说半夏能除"不得眠"，黄煌教授的《经方沙龙》里面半夏用到了120g，未见到明显不良反应，而且有非常好的安神作用。我临床经常用半夏40～50g，我体会到半夏带来的安神效果可谓是立竿见影。《伤寒杂病论》中半夏常和粳米一起用，但药店、药房里经常不提供粳米，所以张锡纯将半夏和山药合用。我在临床上也是半夏和山药一起用，这样半夏就不会对咽喉产生刺激。再分享一例肿瘤患者化疗以后出现口唇白斑的典型案例，患者每天大量饮水，后来我们采用甘草泻心汤加减治疗，患者用完以后白斑消失，口唇颜色恢复红润。在我每年诊治的近万人次的肿瘤患者中，这样的病例不在少数。再看一位患者，女性，胃癌术后，同时伴有肝结核、胃结核及肠结核，肿瘤标志物增高，患者就非常担心，因为肿瘤标志物在手术之前就高，做完手术以后比较稳定，但后来又高了，且临床症状也不好，基础病也很多，后来也是选择单纯的中医药治疗。我采用半夏泻心汤加减，患者服药以后，肿瘤标志物下降，随访至今，患者病情稳定。最后看这么一个患者，是一个胃癌前病变，HP 阳性（++），也是用了半夏泻心汤加减，很快这个患者的 HP 就转阴了。这两个患者也跟我们一起去《养生堂》做了个节目，并在节目中分享了自己的看病经历及疗效。

另外还有一类病证，叫"化疗后证候综合征"（自拟名）。这一类患者在化疗以后产生各种各样的不适，如疲乏、失眠、食欲不振、精神萎靡，等等，那么这一类的疾病到底是什么样的疾病？我们过去经常认为是虚证，给予十全大补汤、当归补血汤，但临床效果并不一定好。这一类病症的起因是化疗伤到了我们的人体，中医认为是伤到了人体的阳气，并产生了一种"郁证"。这类患者临床上非常多。我也是郝万山教授的粉丝，非常有幸地跟郝老师学习过一段时间，跟郝老师一起抄方，郝老师的患者很多是抑郁焦虑的患者，郝老师用一个叫柴胡桂枝温胆汤的方子治疗这种抑郁焦虑的患者，效果非常好。在跟郝老师学习的过程中，我觉得这一类患者跟化疗以后的这种综合征非常类似，所以就把郝老师这个柴胡桂枝温胆汤拓展应用到这一类患者的治疗上，临床效果非常好。这一类"郁证"通常是由于心胆阳虚、肝虚痰郁所引起，伤到了人体的阳气后产生疲乏、无力的症状，其实查肝肾功能、血常规可能都正常。化疗以后几乎所有的患者都会产生这样的一个情况，从中医理论来说，"阳气者，精则养神，柔则养筋"，没有了阳气，就没有精神，也就疲乏无力了。郝万山老师在门诊的时候经常问患者说："你赖床不赖床，想不想起床？"如果患者说："我不想起床。"即采用柴胡桂枝温胆汤。后来，我还问郝老师说："您怎么问他这样一个主症？"他说："这个患者不想起床，实际上是阳气虚的一个表现。从西医学来说也是这样，早上一起床需要各种气血来注入身体的各种器官，如果阳气虚了，不能够充分地运行气血，那就会出现疲乏无力的这样一个表现，这也是它的一个主要的辨证要点。"因此晨重暮轻是一个有诊断意义的辨证点。我诊治过一个膀胱癌的患者，这个患者在做完电切术及化疗以后就出现了排尿时灼热感，最开始我认为它是下焦的湿热所致，所以给了八正散加减，但是效果并不明显，后来分析这个患者的排尿灼热感不一定是湿热证，也可能是化疗引起的"化疗后证候综合征"反应，因此我就把这方子调整了一下，改用柴胡桂枝温胆汤，很快这个患者的排尿灼热感就消失了，现在这个患者已正常上班。

放疗是治疗肿瘤的一大重要手段，但放疗也会带来很多问题。如放疗损伤颌下腺体就会出现口舌干燥。张代钊教授总结了五个治则：清热解毒，益气养阴，凉补气血，健脾和胃，滋补肝肾。放疗以后产生口咽干燥这样一个热证的表现，中医的经典辨证认为属于阴阳易瘥后劳复，应用竹叶石膏汤治疗。我使用这个处方治疗放疗以后余热不清、气阴两伤疗效确切。关于这一类的病症，301 医院做了很多的研究，并把竹叶石膏汤做成院内制剂在临床大量使用，专门用于这种放化疗以后产生口舌干燥的阴虚证的患者。

还有一类常见病证是化疗引起的周围神经病变。这种病变会让患者出现手足麻木疼痛，甚至出现皮肤皲裂，严重影响患者的生活质量。西医学的治疗方法主要是补充维生素类，目前尚没有专门的治疗药物。而中医认为此病属于血痹范畴，严重的时候可以导致肢体痿弱不用，即痿证。针对这一类疾病，我们认为应该采用温阳通络的治法。我的一个研究生就针对这方面病证进行了课题研究，试验组应用经验方温阳通痹汤治疗。温阳通痹汤主要是在独活寄生汤的基础上加减形成，然后跟对照组（温水）治疗情况对比，效果明显比对照组好。

分享一个典型案例。这个患者手术及化疗以后出现了手足综合征，症状非常严重，严重到什么程度？他自己说："我的脚就像冷冻的冰棍一样，就是一块冻肉，走路没有感觉，甚至摔跟斗。"我当时在门诊摸了摸她的腿和脚，并不凉，做了 B 超以后，患者的下肢血管也没有发现问题，四肢血运良好。于是我采用温阳通痹汤加减治疗，用完以后，患者自己感觉好像比以前好一些，但是还是不行，每次来都这样。我考虑可能方中温阳药物的药量不够，所以就把方中温阳的君药制附子逐渐加量到 30g，患者说好像还是不行，于是我将制附子用到 100g，并配合使用生麻黄 6g，干姜 15g，生黄芪 60g，用完以后，患者说见效了，再继续加量，最后我用到了 180g，这个患者说："这下冰就化开了，这个腿能感觉到热了。"后来这个患者又在我这里治疗了一段时间，当然在治疗的过程中，我们监测了各项安全性指标，并没有出现任何毒副作用。患者各种不适症状均消失，恢复得非常好。由此可见，有时候同样的方子，药的剂量不一样，临床效果也就千差万别。中医有个说法，称为"中医不传之秘在量"，所以，剂量对中医药发挥疗效至关重要。另外，马钱子治疗手足麻木也是非常好的一个药，《医学衷中参西录》记载：马钱子开通经络、透达关节之力远胜于他药。马钱子确实毒性很大，我们的一些运动员，还有一些风湿病患者经常用，国际运动协会把马钱子列为禁忌药，但是它的疗效确实很好。中医要想成为一个好的医生，除了要善用经方，同时也应该善用有毒中药。

我的一个卵巢癌的患者，做完手术以后出现四肢麻木，而且手脚又产生了真菌感染。其实她产生真菌感染是因为气血不能够正常运行。所以，我们给她用温阳通痹汤加马钱子，用完以后这个患者很快就好了。马钱子确实是有毒，临床上一般的总剂量用 7~8g，因此大家要注意慎用、要有经验地使用。这个患者我一共用了 12.6g 马钱子。我以前用马钱子也不得法，后来发现我们有一些老专家用得非常好，于是我也跟着善用马钱子的专家抄过一段时间方子，学习马钱子的使用。有次诊治一个河北的患者，我给她开了这个药以后，告诉她一次用 0.3g，也就是一个胶囊，早晨一个、晚上一个，隔日一次，连续用七次以后，然后停上一周再用，一般这样比较安全。结果这个病人回去了以后一次性把胶囊全吃了，吃完以后就中毒了。后来她来找我，她说："冯主任好，我差点见不着您了，您告诉我的很清楚，让我隔日用一次，结果我回去忘了，一次性都吃了，什么都不知道了，家里人把我送到 120 抢救又洗胃，还好我抢救过来了，现在的症状都缓解了，治愈了，挺幸运的。"所以，马钱子确实要慎用，但应用得当就会有很好的疗效。另外一个上颌窦鳞癌的患者，这个患者经过 31 次放疗化疗，最后评估无效，找到我时说："我怎么放疗化疗都无效，这么大的肿瘤，把半个脸都毁了。"于是我就给他用中药配点砒霜，然后外敷，敷了以后，很快这个肿瘤就明显下去了，破溃的症状也明显缓解。还有一位皮肤癌的患者，皮肤汗腺有癌栓，化疗三个周期无效，也是用中医药外治，结果肿瘤缩小，破溃也明显好转。

现代肿瘤医学有著名的"三板斧"：手术、放疗、化疗。我们都知道放、化疗有毒，但因为其有明确的疗效，所以大家都去使用。但是我们中医的有毒药，大家反而非常缩手缩脚地不敢去用。我们中药的有毒药就相当于西医的化疗药一样，用好了能够起到很好的作用。如果光是四平八稳地用补益类中药，对于晚期的肿瘤患者，是不能够把治疗手段前移的。为什么大家都知道放化疗有毒副作用，但都觉得很正常，而中药出现一个问题以后马上就会成为一个热点，这可能与我们中医药的药理毒理基础研究做得还是不够深入有关。前一段时间，有个学者发了一篇文章，称中药能够诱发肝癌，这在全世界引起了轰动，国家有关部门还专门发了一个函给我们医院——国家癌症中心。我认为这个文章实际上是有失偏颇的，找一百个肝癌患者，查完以后发现这些肝癌患者都有同样的碱基突变，都是 AT 变成 TA。然后说有实验证明肝癌细胞和高含量马兜铃酸的中药接触半年左右，细胞就会从 AT 变 TA 了，所以他认为这个 AT 变 TA 叫作指纹突变，这是中医药马兜铃酸产生的作用。我仔细看了这篇文章，它纳入的一百个患者里面，实际上有百分之七八十的患者都是乙肝患者，"乙肝→肝硬化→肝癌"三部曲是国际公认的，现在都禁止高含量马兜铃酸的中药在临床上使用了，这些患者不太可能长时间地服用高含量马兜铃酸的中药。后来有一次我跟我们中药所的一位很权威的老师讲这个事情，他说："这个事情太简单了，我可以用很多种不同的中药让 AT 变 TA。"我说："那太好了，这个事情人家一发表了以后，让全世界都知道中药和肝癌有关系，那咱们大家都知道这些东西，为什么不发一篇文章，是不是？""如果可以把有毒的这些中药的机理说得更清楚，让大家更广泛地使用，也不至于这么一个事情就成为一个热点问题。"

另外，还有一些化疗常见的寒热错杂证，如里热外冷、上热下冷的患者也很多，可考虑应用经方乌梅丸，也有非常好的疗效。有一个患者，她不是一个肿瘤患者，也未明确诊断，但就是上面热、下面凉。上面起口疮，下面凉得要穿好几层袜子。她听她的邻居说同样的患者在我这里治好了病，因此过来找我看。我给她使用了乌梅丸加减，每剂药用了 180g 附子，后来又用到了 200g，吃完了以后，患者的症状完全缓解了。

另外，还有一类就是癌性疼痛。癌性的疼痛一般包括以下三种情况：神经病理性疼痛用针灸治疗，内脏痛用中药治疗，躯体痛可以用外敷。针对这三种不同的情况，我们有三个专利处方。另外，大家还可以多关注一下中医外科的三大流派，即明清时期的三大门派："正宗派""全生派""心得派"。这三大流派在中医肿瘤治疗方面有非常多的深入的论述，特别是临床常用的成药西黄丸、小金丹、阳和汤都是"全生派"《外科证治全生集》里面的方，疗效确切。

我们尤其注重对中医经典著作的学习。我们科室每次查房之前，年轻的大夫和学生都要默写四大经典、学习 1 小时，然后才开始我们的工作，这个长期的学习对于学生是有非常大的帮助的！

四、中医经方及靶向治疗新进展

我们科室申报了科技部的重大专项——经方黄芩汤治疗肝癌Ⅱ期临床研究。这个课题是我们跟美国耶鲁大学合作申报的，获得了国家科技部的立项资助。这是第一次，成复方中药在中美两国之间同步进行Ⅱ期肝癌的临床研究。

我之前在美国哈佛大学医学院讲课，哈佛大学每年都会举办中医论坛，哈佛大学医学院附属达纳法伯癌症研究院就有一个整合医学科暨美式中西医结合科，在医院外墙上有一个很长的浮雕介绍肿瘤发展史，其中介绍中医药的部分占了很大的篇幅，医院里还有一个花园，种有很多中草药，并刻了中文字——"希望"。他们说："我们认为中医药能给肿瘤患者带来很大的希望。"

在肿瘤治疗进入靶向时代的今天，有人说靶向时代精准治疗以后，中医药就落伍了，跟不上靶向精准治疗了。但是，我跟大家说，从淫羊藿中提取出来的第一个中药靶向药，现在正在做肝癌的临床研究，Ⅲ期临床出来以后，全球第一个中药靶向药也就可能面世，所以这个中药的靶向药也是进入到一个新的领域。

另外，我们还成立了世界中医药学会联合会肿瘤经方治疗研究专业委员会，欢迎大家加入，网址是 http://sns.wfcms.com，现在在全球有一千多会员，包括国内的、世界各地的，其中有 30% 的会员是境外的会员，大家可以加入进来。我们这个学会每年都会举办一次学术年会，明年是我们五周年的年会。2017 年第三届学术年会在国家癌症中心举行时，当时能容纳 500 人的会场座无虚席，就连楼道里也挤满了参会人员，同时我们面向全球直播，有数万人同时观看我们的肿瘤经方论坛。

中医药是个伟大宝库，也希望我们每一个人都能够发掘加以提高！

扫码看视频

◆ 赵吉平

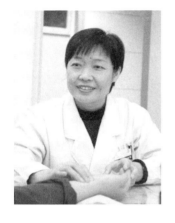

讲师简介：主任医师、教授、博士生导师。北京中医药大学针灸临床学系主任，北京中医药大学东直门医院针灸学科带头人，东直门医院变态反应疾病中心主任，国家中医药管理局针灸重点专科负责人。

社会任职：主持"973"等国家级、省部级科研课题15项，主编、副主编学术著作24部，是"十二五""十三五"规划教材《针灸学》主编及《针灸治疗学》副主编、《针灸学临床研究》副主编、国家执业医师资格考试指定用书主编、国际中医师水平考试指定用书的主编。首批全国优秀中医临床人才、北京中医药传承"双百工程"指导老师、全国中医执业医师资格考试首席考官。兼任中国针灸学会常务理事、中国针灸学会针灸装备设施工作委员会副主任委员、中国针灸学会减肥与美容专业委员会副主任委员、北京针灸学会临床分会主任委员、中华中医药学会及中国针灸学会科学技术奖评审专家等。

荣誉称号：曾获北京市高等学校优秀青年骨干教师、北京市优秀教师、北京市教学名师等荣誉。主持教学课题获得北京市教学成果二等奖、中华中医药学会教学成果三等奖、北京中医药大学教学成果一等奖。

擅长领域：针灸治疗中风、抑郁症、顽固性面瘫、面肌痉挛、膝关节骨性关节炎、带状疱疹、神经性皮炎、哮喘、月经病、疲劳综合征，以及针灸美容。

学术思想：接受化疗的癌症患者，配合针灸能够减少患者化疗带来的副作用；术后配合艾灸更能提高患者的免疫力，提高生存质量。赵老师同时致力于拓展针灸治疗的范围，加强针灸的科普力度，提倡针药一理，针灸和中药紧密结合，扬长避短，发挥优势。将传统治疗方法与现代治疗手段相结合，厚古崇今。让针刺、艾灸等中医传统疗法能够惠及更多人，让国内外的患者都能感受针灸的魅力。

癌症病痛的针灸治疗思路

主讲人　赵吉平

我作为一名针灸医生，今天想着重和大家交流一下针灸在治疗癌症病痛方面的一些主要研究成果。癌症病痛不仅仅是疼痛，还包括了一些治疗过程中出现的放化疗毒副作用。针灸在癌症病痛的治疗中，能起到哪些方面的作用呢？主要包括减轻癌性疼痛、减轻放化疗的毒副作用，以及提高患者的生存质量，延长生存期。

首先，针灸在减轻放化疗的毒副作用方面，可以用于哪些症状呢？

肿瘤的放化疗药物毒副作用有多种表现，不同的时期可表现出不同的症状。比如，肿瘤放疗药物早期的毒副作用多为恶心呕吐，中期的反应包括了胃肠道的症状和周围神经的毒性反应，到后期症状更复杂更多。就目前的针灸临床研究结果来看，针对这些毒副作用，针灸可以较明显地减轻恶心、呕吐、腹泻等消化道症状和周围神经炎引起的疼痛不适、麻木等。

针灸在什么时间节点可以介入呢？应用抗肿瘤药物的当日就可能出现恶心呕吐，应用两周之内消化系统的症状就特别严重，这时针灸就可以及时介入。我曾经参加过一个研究课题，是观察内关穴对于放化疗毒副作用的治疗作用。我们的结果怎样呢？与大多数其他结果一样，内关、足三里等穴对于不同时期的胃肠道症状，尤其是恶心呕吐，缓解效果是非常理想的。因此从应用放化疗药物开始，就可以用针灸进行干预治疗。

综合来看，针灸对癌症放化疗后的胃肠道症状是比较有效的，具体来说，包括上消化道和下消化道的症状。从患者情况来看，更多地表现为上消化道症状，以恶心、呃逆、呕吐等最为常见，严重时痛不欲生。治疗这些症状，所选的穴位不仅方便取得，而且采用常规针刺治疗就已极为有效。类似的研究不只是在国内，在国外也有许多研究支持这个结果。总之，消化道的症状是针灸治疗的适应证。

对于其他系统的不良反应，如血液系统最常见的白细胞数减少、贫血、中性粒细胞的减少等，除了用中药辅助治疗之外，针灸是否能够起到改善贫血状况、增多白细胞的作用呢？实际上，有很多临床研究和试验研究报告是支持这样的结果的。也就是说，可以采用一些针灸方法治疗抗癌药物所导致的血液系统的症状。

我们来看一篇文章。美国科学家2006年在Cochrane协作网发表了一篇《穴位刺激治疗癌症患者化疗后恶心呕吐的系统评价》的文章，对穴位刺激治疗癌症患者化疗后出现的恶心呕吐做了一个系统评价。结果是什么呢？有11项比较大型的临床研究，针对1247例的患者做了针灸治疗，包括毫针、电针、磁针、穴位按压等方法。结果提示无论哪种针灸方法，与对照组比较，试验组所有穴位刺激均可降低急性呕吐的发生率，提示穴位刺激对化疗后恶心呕吐有一定治疗效果。到目前为止，国内外的临床研究结果都证实了针灸对治疗化疗药物所导致的恶心呕吐的效果是显著的。其中，哪些穴位用得最多？是足三里、内关。大家可能会说，足三里和内关不就是我们平常治疗胃腑疾病的穴位吗？我们可以记住这样一个规律，凡是治疗胃腑的疾病，内关、足三里就是最基本的穴位。中脘可用吗？中脘穴当然也是治疗胃肠疾病常用的穴位，但是中脘穴操作不当的话可能适得其反。中脘位于胃脘部，针刺这个穴位，很重要的一点是掌握针刺深度、刺激量的问题。如果认为疼痛、呕吐、呃逆、胃气上逆是实证的表现，应按照实则泻之的原则进行操作，这样很可能导致胃痉挛，加重恶心、呕吐的症状。因此，如果用中脘穴，我的经验是选细针，给予轻柔刺激。如果不是针灸医生，不太仔细研究每个穴位如何针刺的话，那就记住一个总的规律：治疗这类病症，以选取远端的穴位为主。例如足三里、内关，都远离胃脘部。另外还可以选用背部的脾俞和胃俞，刺激稍强也不会引起胃部不适。

什么样的针灸方法更合适呢？针对不同的疾病、不同的虚实寒热证，针灸方法中，总有一种是较适合的。有些方法适合于内在的脏腑疾病，有些适合治疗在表、在经者；有的适合于热证，有的则适合于寒证。对于治疗恶心呕吐效果比较好的，临床常用的针灸方法是哪些呢？当属传统的针刺、艾灸、穴位注射等。在治疗癌症病痛时，艾灸的使用频率是极高的，艾灸治疗效果非常好。其中，温针灸属于艾灸中的一种，之所以特别提出来，是因为针加灸效果更加理想。我们在临床中，也会推荐患者在家也进行艾灸，根据病情告诉他们取哪些穴位。

耳针治疗，对于消化系统的症状、神经系统的症状、疼痛性的疾病，以及运动功能的障碍，都是一个非常好的方法。脾、胃、神门、交感几个穴位针对胃肠道的症状，无论是恶心呕吐还是疼痛都是可以选用的。

针灸对于化疗引起的呃逆效果很显著。取穴仍是足三里和内关，具有和胃降逆的作用。我还要跟大家推荐一个穴位，就是天突穴。天突穴位于胸骨上窝。它常用于治疗两种与气机上逆有关的疾病。一种是胃气上逆所致的恶心呕吐等症状，特别是呃逆；另一种是肺气上逆引起的症状，如哮喘。用什么穴位平喘呢？可用背俞穴、膻中、合谷、大椎等。对于急重症者，我的经验是用天突穴降逆平喘。这个穴位该如何去使用？对于针灸医生来说，建议先平刺，然后沿着胸骨后面向下刺入一寸，甚至一寸半，进行小幅度捻转，有即刻平喘的作用。如果不是针灸医生，为安全起见，建议直刺，或用指压的方法，这个部位很敏感，可用指腹或指甲缘点压，刺激量也会比较强，对于治疗胃气上逆都是比较有效的方法。有人说，用膻中穴可不可以治疗呃逆？以我的经验来说，效果不错。

我现在讲的是基本规律，因在座的大部分不是针灸医生，所以推荐给大家的是基本的常用穴位。对于针灸医生，我会从另外的角度去谈体会。在治疗的时候，需要区分病因、病机，辨证取穴治疗。我有一位患者，是个70多岁的老先生，脑梗死后顽固性呃逆1个多月，已在2家医院接受3周针刺治疗，效果不明显。看病历记录，医生选用的是内关、足三里等常用穴。该怎么办？我在想，既然常规对症针刺无效，那就要整体考虑了。诊脉的结果是寸脉非常弱，肺气虚弱之证明显。既然连足三里都没有效果，就必须改变办法。先扎上内关、足三里两个穴位，然后再加上太渊、百会。有人说，脑梗为什么扎百会穴呢？其实，我并没有治疗他的脑梗，治的是他一个多月不停地呃逆。呃逆为什么要针刺百会穴这样一个看起来好像跟呃逆不大相关的穴位？结果扎了一次之后，呃逆竟然停止了。

内关的一类适应证是胃痛、反酸、打嗝、呕吐等症状。现在较多的临床观察结果，例如妊娠恶阻，手术后、放化疗后的胃炎、胃痉挛、胃溃疡等疾病都可以针刺内关，并且疗效非常好。在此要提醒一下如何针刺，怎么扎有效又不出问题呢？大家了解，针刺时的感觉，比较常见的是酸麻胀痛。但对于不同的穴位、不同的症状、不同的病情，选择酸麻胀痛中的哪一种针感？用轻用重？都要特别讲究。内关所在之处有一条非常重要的神经即正中神经，如果用太粗的针、太强的刺激之后，可能会出现严重的手麻无力，这就是损伤神经了。因此，针刺内关穴一般要用细针，手法得当即可以起到很好的效果。万不可在内关穴采用太过强烈的刺激。

我找了一些资料，包括一些国外文献。在用内关穴止呕时，除了针刺之外，也可以用其他的方法，比如说有一种手环，因有刺激性，可以起到止呕的作用。这些文献都谈到内关穴用于治疗手术后、妊娠、化疗后等出现的呕吐有效。

在癌症放化疗的副作用当中，较常见的是恶心呕吐等胃腑的症状。那么，是否有恶心呕吐的同时又见腹泻的情况呢？介绍一组穴位，是围绕肚脐上下左右的四个穴，临床上特别好用。这是我 20 多年前在杨甲三老师身边侍诊的时候学到的。老先生把位于肚脐上下左右的这四个穴称为四门穴，意指围绕神阙的上下左右四个门。这四个穴位既能治疗胃腑疾病，又能治疗下消化道如大肠的病症。所以，对于癌症放化疗之后出现的上下消化道症状，选四门穴，再加上内关和足三里，基本上可以解决胃肠同时出现的症状。

其次，来谈一下针灸可以提高机体的免疫力，提高生存质量，延长生存期。

除了给癌症患者减少痛苦，提高生存质量之外，我们还希望延长患者的寿命。这就是针灸现代临床研究较有成效的第二个方面的内容。研究证明针灸可以提高机体的免疫力，提高生存质量，延长生存期。

这里提供给大家的穴位，可以说是近些年来的文章中比较有共识性的有效穴位。可以概括为四类：第一类，包括任脉的气海、关元、中脘、神阙等。从神阙到气海、关元，可以三个穴位同用，可以只选用一个，也可以交替使用。一般来说，因长期被刺激，穴位本身也会产生与耐药性类似的耐针性。癌症患者需要长期治疗，通常一个疗程以一个穴位为主，交替使用。但是，对于重症患者，一个穴位力量不足，宜数穴合用，这要根据患者的情况去选定。总的来说，在胃脘部的中脘穴，以及肚脐以下的气海、关元、中脘三个穴位能够提高人体的免疫力，这几个穴位是最有代表性的，也是最常用的很有效的。第二类，是胃经和脾经的穴位。最有代表性的就是足三里和三阴交。足三里和三阴交补气养血，能够气血双补。细分来说，三阴交偏于补血，足三里偏于补气，两穴可以单独使用，也可以配合使用。既可以治疗胃肠道症状，又可以调补气血。第三类，用督脉的腧穴。督脉入络于脑，脑为元神之腑，所以督脉的穴位大部分都是用于治疗神志类疾病。另外，督脉总督一身之阳，常用它治疗外感表证。那选用督脉的大椎、百会、命门、膏肓，可起到什么作用呢？是安神还是其他的作用？结合我们对癌症病因病机的认识来分析，在长期被病痛折磨过程中，大部分患者会出现阳气不足之证，所以用督脉的穴位来扶助正气、温补阳气，还可以调神。第四类，是相应的背俞穴。如胃癌、肝癌、其他脏腑的癌，可以选取其相应脏腑的背俞穴。总的来说，提高人体机体免疫力的腧穴主要集中在任脉、督脉、脾胃经上，以及背俞穴。

我再特别推荐一下膏肓这个穴位。膏肓穴在普通疾病的治疗中并不多用，但是这个穴在《行针指要歌》中的记载是"或针劳，须向膏肓及百劳"，说明膏肓是一个非常好的扶助正气、起死回生的穴位，凡是虚劳一类的疾病皆可选用。那该穴位在哪里呢？它位于第4胸椎棘突下方旁开3寸。在座各位医生所治疗的癌症患者中，有没有人说在背部有什么特别的不适？癌症患者常述说的一个症状是什么？背痛。尤其是上背部，恰恰就是3～5胸椎部位，约一个巴掌大的面积，最容易出现疼痛、拘挛、不适的感觉。很多患者的疼痛就反映在膏肓俞的位置。据此，也可以说明膏肓俞是可以治疗很多内脏癌症的常用穴位。选膏肓俞治疗，常用的是灸法，在膏肓进行艾灸。所有针灸方法中，提高机体免疫力，治疗虚劳的方法最好的是艾灸。

再讲一个四花穴。出自唐·崔知悌《骨蒸病灸方》。选膈俞和胆俞，膈俞两个穴点、胆俞两个穴点，左右共四个点。使用灸法时，以艾炷直接灸之，四穴同时起火，宛如四朵灿烂红花，故名四花。我看过很多资料，多用四花穴来治疗虚损类的、虚损夹杂的内在脏腑的疾病。说到治疗内在脏腑的疾病，包括心气虚的、肺气虚的、脾胃病的、肝胆病的，虚实夹杂证都可以，为什么？因为这两个穴位可以从两个方面进行调治。膈俞为血会，可以治疗一切血病，癌症的病机是什么？血虚、血瘀是其重要的病机。所以说，用这样一个穴位可以调血。那胆俞呢？胆相应的穴位。胆又是什么？胆是少阳，主枢机。在经络学上，往往把胆经和气连在一起。所以两穴合用，既能够养血补血又能够调气，可以调治一切脏腑虚实夹杂和虚证为主的病证。在治疗中强调要用艾灸，用隔物灸，比如说用隔姜灸。患者如果能接受，可以用金艾绒搓捏成米粒大小的小艾炷，放在穴位上施灸，每个穴位可以灸一百壮左右。对于癌症患者，需要灸上百个艾炷，得到足够的灸量才能够起到作用。总之，四花穴艾灸是很好的值得推荐的方法。

下面谈一下古代针灸治疗癌症病痛经验，谈两个内容。第一谈选穴，第二谈针灸方法。

选穴：

首先，一般规律是选择局部的穴位、邻近的穴位、循经远端的穴位，有时也会选择一些奇穴。古人治疗癌症强调以散结为基本法则，常用灸法、针刺、刺血、火针、药物敷贴等。为什么会采用火针、刺血，这种遏制的办法呢？因为癌症的病机是有痰、有瘀、有结，所以用刺血、火针可以起到很好的逐邪的作用。比如在局部肿块附近针刺，这跟我们现在的一般认识是不一样的，现在特别提醒肿瘤局部不可以针刺，那为什么古人可以针刺呢？实际上，古人只认识到某处长了肿物，并没有现在的良性恶性之分。如果是良性肿瘤，局部针刺的效果很好，比如火针治疗甲状腺结节类的疾病，效果很好。现在还没有大量的临床研究证明恶性肿瘤局部针刺是有益还是有害。所以，古人虽然讲局部针刺，但是现在临床上还是要谨慎对待。

其次是选择躯干部的腧穴，一般是背俞穴和募穴。背俞穴和募穴针对相应脏腑的病症都可以选用，对于虚证来说效果较好。《千金要方》中基本上每段原文都强调"灸三角俞随年壮""灸气海""灸天枢""先补后泻"等，说明古人在治疗时都喜用艾灸。

再次是选择远端腧穴，采用循经选穴、辨证选穴等方法。在治疗方法上也都是以灸为主。可以看出，古人在选择治疗方法时，最常用的就是灸法。这是不是可以给我们一个启发呢？治疗癌症，多数情况下，艾灸应该是重点选取的方法。

最后，古人也会选一些经外奇穴，常会有一些意想不到的效果。可以关注这些穴位，比如痞根。现在教材中，痞根用于治疗消化系统疾病，古人也用痞根治疗胃腑部的肿积。另外，如《针灸大成》中提及"独阴"，独阴很特别，施灸可以治疗卒心痛、吐冷酸绿水。实际上，这在某种意义上与一般癌症放化疗后出现胃肠道反应是有相似之处的，症状表现上也有相似之处，临床上可以试用看看。这个穴位在哪呢？在足第二趾的跖侧远侧趾间关节的中点。如果是癌症患者，严重症状的吐冷酸绿水等，可以选这个穴位，用刺血的方法效果会更好一些。

针灸方法：

在针灸方法中，刺激量是非常重要的一个因素。针刺的补泻方法中，以补法为多，先补后泻、先泻后补。刺络放血和火针是古代治疗癌症比较多用的方法，祛邪作用明显。药物敷贴临床效果也好。此外，针灸具有很好的减轻癌痛的作用。

我们在知网上检索了相关文献，以"针刺、癌痛"为检索词，查到146篇；以"针灸、癌症"为检索词，查到136篇；以"针灸、癌症疼痛"为检索词，查到22篇；以"针灸、癌性疼痛"为检索词，查到120篇；以"针刺、癌性疼痛"为检索词，查到153篇；以"灸法、癌痛"为检索词，查到17篇。在这些文献中，很多是综述性的文章，但也有具体的治疗类的文章，比如艾灸治疗某癌症，针灸四关穴治疗某癌症。对这些文献进行总结，针灸治疗癌症疼痛可以概括为以下几个方面。

第一个方面：癌痛治疗中应该采取辨病和辨证相结合的原则。以辨病论治为多，主要有根据原发病取相应穴位，如肺癌、肝癌等都有对应取穴；根据疼痛所在部位循经取穴。偶有随证加减用穴者，但应用频率极低，起到的可能只是锦上添花的作用。

第二个方面：针灸治疗癌症疼痛的基本规律是什么呢？有一篇文章是基于中医传承辅助平台的针刺治疗癌症疼痛的数据挖掘研究，从而分析针刺治疗癌痛的选穴规律，该研究共纳入文献87篇，针刺处方146首，涉及穴位104个。结果显示：①针刺治疗癌痛，多集中在癌痛的原发病，比较多见的集中在肝癌、胃癌、肺癌。②穴位应用频次由高到低依次为足三里、内关、三阴交、合谷、阿是穴等。③对各种癌痛，根据穴位应用频次由高到低依次排序，对最常见且关联度较高的配穴进行总结，结果：治疗肝癌，依次选用足三里、三阴交、肝俞、期门、太冲等；常用的配穴是足三里与三阴交、三阴交与期门、三阴交与期门和章门。

可以发现，三阴交是在治疗肝癌时很多组合都会用到的配穴。治疗胃癌，依次选用足三里、中脘、三阴交、内关、合谷等，常用的配穴是足三里与中脘、足三里与三阴交、足三里与内关。可以发现，足三里是在治疗胃癌时都会用到的穴位。治疗肺癌，依次选用内关、肺俞、孔最、阿是穴、合谷等，常见配穴是肺俞与合谷、肺俞与内关、内关与孔最。

第三个方面：针灸治疗介入时点、针灸方法。从针灸治疗的治疗时点、针灸方法来说，从初期、中期到后期各个阶段只要有不适的症状都可以使用。在针灸方法中，针刺、艾灸、耳穴、穴位埋线、穴位注射比较多见，提倡多种针灸方法相配合，上述方法又常配合西药治疗等。在治疗时间上可以关注长留针。

通过总结相关文献，可以得出一个基本结论：足三里、阿是穴、三阴交可作为针灸治疗癌症疼痛基础方，并应随症选穴；治疗方法以针刺和针药并用为主。

最后谈一点我个人的体会。我们应从对疼痛的认识来探讨针灸减轻癌性疼痛的治疗思路。近年来，疼痛研究已从伤害性感受的单一模式，向"疼痛－情绪－认知"多维度模式转变。痛的感觉、痛的情绪、痛的认知又分别是什么呢？痛的感觉就是对疼痛的性质、部位、持续时间等的感觉；疼痛的情绪，这点要高度关注，是疼痛引起的紧张、焦虑、抑郁、身体不舒服，越不舒服越疼，越疼越不舒服；对痛的认知也要高度关注，对疼痛怎么体会、理解？有的病人，别人越关注、越安慰他越疼；有的病人，别人多关注他，则疼痛减轻，因人而异。我认为治疗疼痛考虑"疼痛－情绪－认知"的多维度模式，非常契合我们古人对疼痛的认知。《内经》中有"诸痛痒疮皆属于心"的名句，王冰解释为"心寂则痛微，心躁则痛甚"，强调情绪对疼痛程度的影响。因此，针灸可以参与疼痛多维度调节，可以干预痛感觉维度、干预痛情绪维度、干预痛认知维度。我对于疼痛的治疗体会和建议是，在常规辨病治疗、辨证治疗的基础上，注意从心脑神论治，提高针灸疗效。可选用镇静安神的一些穴位，如神门、大陵、百会、人中等。

扫码看视频

◆ 姜敏

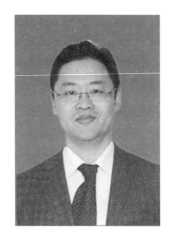

讲师简介：医学博士，副主任医师，硕士研究生导师。任职于北京中医药大学东方医院南院区治未病科。

社会任职：兼任中华中医药学会肿瘤创新联盟常务理事、中国民族医药学会肿瘤分会理事、中国医疗保健国际交流促进会中医药质量优化分会委员、丰台区医疗质量控制和改进督导专家库专家、北京医学会介入医学分会第一届青年委员会委员、中国抗癌协会肿瘤治疗专业委员会骨与软组织肿瘤微创治疗分会委员、国家肿瘤微创治疗产业技术创新战略联盟肺癌专业委员会委员、中国老年学学会肿瘤专业委员会微创分委会执行委员会委员、国际冷冻外科学会会员。

荣誉称号：主持、参与校级、国家级及省部级课题 11 项，发表学术论文 30 余篇，获中华中医药学会、北京中医药大学等科技进步奖 3 项。

擅长领域：肿瘤防治、亚健康调养、体质调理；对急慢性咳嗽、疲劳、失眠、不良情绪、头痛、反复感冒、甲状腺功能异常及恶性肿瘤的中医药治疗。倡导"肿瘤绿色治疗"，采用中医药＋微创介入治疗肺癌、乳腺癌、肝癌、甲状腺癌、消化道肿瘤及妇科肿瘤。

论肿瘤的预防及绿色疗法

主讲人　姜敏

摘要：癌症是致死率最高的疾病之一。许多患者在发现癌症时已发展到中晚期，手术或放化疗的意义不大，严重降低了患者的生活质量，增加了癌症的死亡率。以手术、放化疗为主的传统治疗模式取得了一定的疗效，但其副作用却大大降低了患者的生活质量，给我们的临床工作提出了严峻挑战。如何在癌症的治疗中发挥中医的作用，走出一条在治疗肿瘤的同时最大限度地保证患者的生活质量的道路是我们所面临的挑战。由胡凯文教授率先提出的"肿瘤绿色治疗"是一种肿瘤治疗模式，包括微创手术、中医药、免疫治疗、低剂量放化疗等一系列符合"低损伤、可持续"原则的治疗方法。

一、癌症的流行病学研究进展

2017 年 2 月，国家癌症中心发布了中国最新癌症数据，汇总了全国 347 家癌症登记点的数据。数据显示死亡率前五位的癌症主要是肺癌和消化系统癌症。每天约有 1 万人被诊断为癌症，每分钟约 7 人被确诊，一年接近 400 万人被确诊，而北京最好的医院一年能接诊的患者也就 20 万。与 2012 年相比，癌症新发人数继续上升，从 358 万增加到 368 万，增幅 3%；同年，世界新发病例约 1409 万，中国新发癌症病例占世界的 1/4。癌症的发病机会在 40 岁之后进入快车道，80 岁达到峰值。等到达预期寿命 85 岁时，累计患癌风险高达 36%，这预示着随着寿命的增长，我们每个人未来有 1/3 的概率成为癌症患者。肺癌居于我国癌症发病率、死亡率第一位；消化道癌症是我国居民患病和死亡的主要因素之一；甲状腺癌发病率上升趋势快；随着城市化水平提高，前列腺癌发病率逐渐升高。也有部分癌症发病率降低，主要是胃癌、肝癌、食管癌等消化系统肿瘤。胃癌与不洁饮食、吃饭不规律、常吃烟熏和腌制食物有关；肝癌主要与乙型病毒性肝炎、过量饮酒、食用霉变稻谷有关；食管癌则与烫食、饮食不新鲜有关。随着人们生活水平的提高、生活方式的改变、冰箱的普及、饮食结构的优化等使不健康饮食减少，以及医疗条件提高等因素，可能与以上癌症发病率减少有关。

二、癌症的三级预防与中医"治未病"思想

1. 癌症的三级预防

目前认为70%～80%的肿瘤是内、外环境致癌因素和遗传易感因素长期、多阶段共同作用的结果。癌症的病因尚不明确，主要包括生活因素和遗传因素、社会因素、心理因素、生物因素（如病毒、细菌、寄生虫等）、化学因素（砷及砷化物、苯、石棉等）、物理因素（电离辐射、紫外线、放射线等）等多种因素。

随着医学科学的发展，我们在对癌症积极治疗的同时，更要注重预防癌症的发生。WHO顾问委员会曾明确指出，"1/3的癌症是可以预防的；1/3的癌症如能早期诊断是可以治愈的；1/3的癌症是可以减轻痛苦，延长寿命的"。癌症预防的最终目的是降低癌症的发病率和病死率。

一级预防又称病因预防。主要任务是消除或减少致癌因子的暴露，防止恶性肿瘤的发生，降低人群中恶性肿瘤的发病率。乙型、丙型肝炎病毒是原发性肝癌的常见病因；高危型人乳头瘤病毒（HPV16和HPV18型）感染是诱发宫颈癌的重要原因；幽门螺杆菌感染是诱发胃癌的高危信号。积极防治病毒感染、接受抗菌治疗、接种疫苗是预防癌症发生的重要措施。养成良好的生活习惯，戒烟酒、多食新鲜蔬菜，饮食规律，避免接触有害气体及射线，保证睡眠，保持良好心态，对于预防癌症来说同样十分重要。

二级预防是指通过症状识别和有效的人群筛检手段，做到早期发现、早期诊断和早期治疗，力争在癌前病变阶段进行及时治疗，从而预防癌症的发生，提高生存率，降低死亡率。通过症状识别可提高早诊率的恶性肿瘤有口腔癌、鼻咽癌、胃癌、大肠癌、皮肤癌、乳腺癌、宫颈癌、卵巢癌、膀胱癌以及前列腺癌。WHO提出应提高警惕的癌症十大危险信号有：①身体任何部位的肿块，尤其是逐渐增大的肿块；②身体任何部位的非外伤性溃疡，特

别是经久不愈的溃疡；③不正常的出血或分泌物；④进食后胸骨后闷胀、灼痛、异物感和进行性吞咽困难；⑤长久不愈的干咳、声音嘶哑和痰中带血；⑥长期消化不良，进行性食欲减退、消瘦等原因不明者；⑦大便习惯改变或有便血；⑧鼻塞、鼻出血、单侧头痛或伴有复视者；⑨黑痣突然增大或有破溃出血者；⑩无痛性血尿。同时要积极治疗癌前病变，如慢性萎缩性胃炎、慢性活动性肝炎、结直肠息肉、黏膜白斑、宫颈糜烂、慢性宫颈炎等。

三级预防包括临床诊断后的治疗、康复阶段所有的医疗干预内容。推行合理的、个体化治疗方案，开展及时的康复训练和指导，减少并发症和合并症，提高患者生存率，改善患者生存质量。对早中期癌症患者应及早行手术治疗，对于失去手术机会的患者应采取化疗、放疗、微创、中医中药、免疫支持、靶向等姑息疗法，并做好癌痛的控制、放化疗的监护，减少毒副作用的发生，提高患者生活质量，延长患者生存期。

2. 中医"治未病"思想

癌症的三级预防观念与中医治未病思想有共通之处。"治未病"一词，首见于《黄帝内经》。《素问·四气调神大论》提到："是故圣人不治已病治未病，不治已乱治未乱，此之谓也。夫病已成而后药之，乱已成而后治之，譬犹渴而穿井，斗而铸锥，不亦晚乎。"强调了疾病预防的重要性。同样，《金匮要略·脏腑经络先后病脉证》中论述："若人能养慎，不令邪风干忤经络，适中经络，未流传腑脏，即医治之，四肢才觉重滞，即导引吐纳，针灸膏摩，勿令九窍闭塞，更能无犯王法，禽兽灾伤房室，勿令竭乏，服食节其冷热苦酸辛甘，不遗形体有衰，病则无由入其腠理。"强调了增强体质未病先防、病初起即采取积极治疗，预防疾病发展。同时，《金匮要略》指出："夫治未病者，见肝之病，知肝传脾，当先实脾。"强调既病防变，治疗当"先安未受邪之地"，以防疾病传变，加重病情，如放化疗之前予中药增强患者体质，予护胃药、抗过敏药、营养神经末梢的药物来预防放化疗不良反应的发生。同时要修身养性，正如《素问·上古天真论》所云："恬淡虚无，真气从之，精神内守，病安从来？"

三、癌症的治疗：控制还是根治

1971 年的时候，美国总统尼克松签署了《国家癌症法案》，目标要在

1976 年美国建国 200 周年时征服癌症。到了 2002 年，国际癌症预防联盟无奈地宣布：我们输掉了这场战争。最终 WHO 在 2006 年的时候，把肿瘤明确定义为一种慢性、全身性疾病。是要像治疗慢性病的糖尿病、高血压一样去控制肿瘤，还是用手术方式去根治呢？2005 年，*Science* 在创刊 125 周年时提出的关于人类的 125 个最具挑战的科学问题中，就包含了这个问题。总的来讲，控制还是根治哪个更好，这是一个科学问题，至今依然没有人能够更好地回答这个问题。

Deryugina E.I. 等在 *Cell Reports* 中指出，由于肿瘤核心区域新生血管结构完整及高透气性，使肿瘤细胞易于侵入血液并进行转移，并且肿瘤早期即可发生转移。这一转移独立于浸润过程，因此根治在"治愈"肿瘤方面的可靠性未能确立。关于这一点，传统中医理论或许可以给我们一点启示。

中医认为，恶性肿瘤的发生是因虚致病，因虚致实，全身属虚，局部为实，病性本虚标实。影像学技术是中医望诊的延伸，可以通过增强 CT 和 PET–CT 了解到肿瘤在体内的占位情况。它的结构和正常组织不同，肿块为有形之邪，这是"阴"的特点；肿瘤组织周边血管丰富，能量代谢旺盛，具有"阳"的属性。因此说肿瘤体阴而用阳，恶性肿瘤是一种阴阳合体的邪气。它是寄生于人体内的新的生命系统，与五脏六腑血脉相连，与人体休戚相关，具有体阴而用阳、易走窜于周身、夺人气血等主要特点。

肿瘤是有明显急性期的慢性病，通常以局部癌灶为突出表现。中医学对于慢性病少有"根治"的思想，更多的是"控制"。《素问·五常政大论》中说："大毒治病，十去其六，常毒治病，十去其七，小毒治病，十去其八，无毒治病，十去其九，谷肉果菜，食养尽之，无使过之，伤其正也。不尽，行复如法。"可见中医治疗疾病，并不强调要完全消灭邪气，更重要的是保护患者正气。这与张仲景在《伤寒杂病论》中经常提到"中病即止"的指导意义相近，即指运用较峻猛的药物时，达到疗效就应该停止使用，如果过服则会伤正。"不尽，行复如法"强调了在顾护正气的基础上治疗的可重复性、持续性。《素问·六元正纪大论》说："大积大聚，其可犯也，衰其大半而止，过者死。"对于"大积大聚"一类的疾病，在其衰减大半时，就应停止治疗，以免损及患者正气。另外，《素问·刺法论》提出："正气存内，邪不可干。"同样强调正气的重要性。因此，我们只需扶助正气对抗邪气，打破邪盛正衰的局面，并注意时刻保护患者正气以抵御邪气。

四、恶性肿瘤的绿色治疗

1. 绿色治疗的策略

首先，是阴阳易。比如针对具有激素依赖性的乳腺癌、前列腺癌的治疗方式中的去势治疗。乳腺癌患者把卵巢切除，就是把乳腺癌的内环境变成一个类似男性的内环境，由此乳腺癌就会得到控制；前列腺癌患者通过切除睾丸或内分泌药物治疗把前列腺癌患者的男性内环境变成类似女性的内环境，就能控制前列腺癌。这就是中医讲的阴阳易。其次，治疗策略就是"急则治其标、缓则治其本"。肿瘤是有典型的急性期表现的一种慢性病。《素问·至真要大论》提出："寒者热之，热者寒之，微者逆之，甚者从之，坚者削之，客者除之，劳者温之，结者散之，留者攻之……"最后，治法就是攻邪气、扶正气、重局部、调整体。

"寒者热之，热者寒之"不仅指药物的寒热属性，其实还有很多的手段可以借鉴，这是一个探索实践的过程。自胡凯文教授提出肿瘤的绿色治疗理念后，多年来他一直注重传统中医与现代医学手段相结合。肿瘤绿色治疗是一种较为温和的治疗方法，以低损伤、易耐受、可重复、可持续为特点，治疗以改善生存质量、延长有效生存期为目标。借助我们现代技术手段，重视局部微创化，例如氩氦刀消融治疗，氩气可在 20 秒内冷冻病变组织至 −145℃，而氦气可以快速将冰球解冻及急速升温至 40℃。这种治疗手段操作简便、损伤少、不出血、对脏器功能影响小，能快速准确地灭活肿瘤细胞，消除肿瘤负荷。虽然手术切除是目前临床首选的肿瘤治疗方法，然而，有 70% ~ 80%的肿瘤患者（尤其年老体弱者）在入院确诊时已失去了常规手术切除的机会，微创是这类肿瘤患者的理想治疗手段。

氩氦刀冷消融是如何消除癌症病灶的呢？这里要提到中医外科中护场的概念。临床在 PET–CT 结构和功能监测下，可以清楚地显示出在肿瘤组织与周围正常组织中间有一过渡带，其标准摄取值（standard uptake value，SUV）低于肿瘤组织，高于正常组织，结合中医外科思想，可能是肿瘤组织的"护场"。"护"有保护之意，"场"为斗争场所，护场的有无对于外科疾病的预后至关重要。根据中医外科学护场理论，肿瘤为邪气，护场为正邪交争之地。护场存在，代表正气尚能够约束邪气，护场具备一定限制肿瘤生长和转移的能力，因此，肿瘤消融过程中要保留护场，制约肿瘤的生长和转移。临床中观察肺癌患者氩氦刀微创冷冻消融后局部表现，可以发现残存的癌旁组织，即护场。护场制约了瘤灶的发展，患者可取得较好的远期疗效。这恰恰在一定程度上印证了中医"衰其大半而止"的肿瘤"控制"思想的正确性和可行性。

2. 肿瘤绿色治疗的三个阶段

"绿色治疗"基本的三个阶段是霸道（局部治疗）、王道（全身调理）、帝道（调整体质）。第一阶段：杀伐有力的霸道——"急则治其标"就是用杀伐有力的手段，以传统中医理论为指导进行肿瘤局部辨证，采用现代微创技术（氩氦刀局部消融术、微波消融、射频消融、超声聚焦、光动力技术等）及传统中医外治等局部治疗手段，快速消除肿瘤，降低肿瘤负荷，快速减低局部邪气对人体的消耗，扭转病势。第二阶段：和缓仁厚的王道——以"补"为主制定治疗法则，应用中医药、化疗、生物技术治疗、内分泌治疗等疗法进行全身治疗，扶正兼祛邪，改变人体全身正气与局部邪气的力量对比，辅助正气对抗邪气。第三阶段：制衡有术的帝道——以中医药治疗为主，调整人体气血阴阳，以"和"法为主，调整患者体质状态，纠正偏颇以改变人体内环境，使肿瘤难以生存，预防复发。

五、小结

癌症的发生是循序渐进的，癌症的预防可以有效阻止癌症的发生和发展。癌症一旦确诊，首要目标应该是在延长生存期的基础上提高患者的生活质量。肿瘤的绿色治疗思想对肿瘤治疗的发展和探索越来越受到患者和同行的认可，作为一名中医人，笔者认为不能仅仅谋于经典的传承，而应该从纳新开始，以中医理论为指导，创造性地利用现代医学技术，解决临床问题，服务患者。

扫码看视频

◆ 庞博

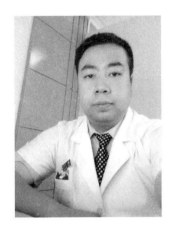

讲师简介：临床医学博士，博士后，副主任医师，任职于中国中医科学院广安门医院。先后师从祝谌予、赵进喜、吕仁和、王晓莲、贺思圣、花宝金、朴炳奎、冯建春等中医名家，为祝谌予先生开门弟子、施今墨学术流派第四代传人。

北京中医药传承"双百工程"学术继承人，京津冀中医、中西医结合"晨曦60"计划人才。主编著作3部，副主编著作1部，作为编委参编著作13部，发表论文20余篇。科研方面专注于燕京医学名老中医经验传承研究，主持国家自然科学基金项目等课题5项，参与省部级以上课题11项，新药临床试验1项，参与起草行业标准1项。获中华中医药学会学术著作奖二等奖1项，北京中医药大学科技进步奖二等奖1项，北京市科协青年人才专项资助项目1项，第五届北京中医、中西医结合青年优秀科技论文一等奖1项，第11届北京青年优秀科技论文三等奖1项。

擅长领域：中医内科、皮外科、妇科、儿科疾病诊治，临证针药并施，继承贺氏管针术七技五法，于外感热病擅用经方，内伤杂病习用丸散膏剂，遣方喜伍小方，用药善组药对。长期从事中药丸剂防治恶性肿瘤临床实践，丸药配伍注重和胃气、攻邪毒以扶正培本。

学术思想：倡导中西医结合，诊法注重色诊、脉诊、耳诊、腹诊相结合，继承"辨体质、辨病、辨证"三位一体诊疗思路，强调"辨病位、辨病性、辨病机、辨病证、辨病势"辨病五要素及刚柔、气血、升降、精津论治相结合。

名老中医辨病机、辨方证防治肿瘤经验述要

主讲人　庞博

朴炳奎先生是我们中国中医科学院的首席研究员、主任医师、博士生导师。朴老是西学中出身，也是全国名老中医，常年从事肿瘤的中西结合防治工作。朴老临证的主要特色是扶正为本。首先讲一下朴老的学术特色和创新。在肿瘤学科，大家普遍存在着这样和那样的疑问。我是朴老的第一批博士后，在我博士后出站的时候，历经了许多知名肿瘤专家的考核。当时给我印象最深的就是他们问我的一个问题：你的博士后报告写得还是可以的，但是，没有写出朴老的特色。由此也引发了我很长一段时间的思考——中医的特色在哪里？中医从继承到创新，从个性和共性来讲，我觉得更重要的是继承和共性。因为，从《肘后备急方》到屠呦呦教授发现青蒿素，从仲景的《伤寒论》到叶天士创立温病学说，前后都经历了一千六七百年的时间。我在中医领域跟的老师比较多，也是贯彻王院士所说的"熟读经典勤临床，多拜名师悟性强"。在跟师过程中令我印象最深的：首先，跟师应该像师。我们的传承工作过度强调科研创新，过多地强调个性的思维、老师的特色。我们为了出版一些学术专著，为了要专利，为了在科研领域一枝独秀，于是我们形而上地创造出许多词汇。学术思想不能轻言，中医的学术思想是历经了几千年的传承，它的创新性相对有限。我觉得尤其在中医肿瘤的传承领域，其实找老专家之间的共性，可能才是提高临床疗效的一个关键步骤。

为什么这么说？因为这种个性实际上是可以在临床中反复融会贯通和发挥的。但是像上海刘嘉湘刘老、北京郁仁存郁老、我们朴炳奎朴老、孙桂芝孙老等这些老一代的专家，如果观察他们的处方，会发现其实都有扶正培本

的思想在里面。众多专家都会选择这么一个殊途同归的、共性的内容，那么，在若干的名老中医中，尤其是在某一专科，比如在肿瘤学科中，普遍突出扶正培本治则的学术思想共性，才是值得我们去深入挖掘和研究的。在做名老中医传承工作中，我感觉在挖掘特色、突出特色的同时，也应该真实地反映老中医的学术思想。简单来说，朴老的学术思想是在长期的西医背景下形成的。朴老在广安门医院先后在内分泌专科、针灸科工作，然后在中西医结合肿瘤科成立之初，从内分泌和针灸病区调到了肿瘤病区。所以说他有这样的综合学科背景。同时，朴老毕业于大连医科大学，是学西医出身。朴老在接受北京市中医管理局的老中医经验集撰写工作的访谈的时候，他说他有几个优势，也有几个弱点。他的优势在于丰厚的西医背景，西医的知识相对比较完善。另外，他曾经在日本进修过，专门进修的支气管镜和肺癌这一块。在当时的年代，他对于西医的前沿技术掌握得比较好。还有一个就是遵守中医药大学校训——勤求博采、兼收并蓄，保持博采众长的包容心态和胸怀。我觉着老中医自己原汁原味的自我的凝炼和提升、归纳和概括的意义更大。他也提到了自己的几个弱点，他说："第一，我是西医出身，中医经典理论的背景相对薄弱。第二，对于名贵中药的功用不熟悉。比如麝香、熊胆、牛黄等名贵中药应用经验不是特别的多。第三，我对于中药的应用，在传统中药升降浮沉、四气五味、基本君臣佐使等传统理论的基础上，比较多地借鉴了现代药理学说。"朴老这样客观地评价自己。他在申报首都国医大师的时候说，如果非要填写这一项，归纳起来，他认为首先应该倡导正气内虚是恶性肿瘤的发病机制，也就是《黄帝内经》所说的"邪之所凑，其气必虚"。他认为肿瘤的防治核心是倡导的扶正培本原则。关于扶正培本，广安门从科研到临床已经做了大概三四十年的时间。前一段时间我跟随北大医院皮肤科涂平教授进行一次会诊，这次经历让我对扶正培本有了全新的认识。当时我们会诊的是一例高 IgE 综合征的儿童，中医西医在一起会诊。涂教授作为一个西医，他说这个病用扶正的方法，当时我们在边上觉得可能就是这么一说，紧接着涂老师说，为什么用扶正的方法呢？他认为用扶正的方法可以调升 Th1 因子，Th2 因子会相应下降。大家都知道 Th1 主要是增强吞噬细胞介导的抗感染免疫，Th2 是最重要的执行细胞，有产生 IgE 的 B 细胞。因为有比较清晰的药理学研究基础证实扶正类中药的作用，比如说黄芪、人参、红景天、山药、黄精等具有明显提高 Th1 因子的作用。所以他认为这些药物对于抗过敏、抗免疫和提升人体内所谓的中医说的"正气"有良好的作用。实际上，通过这一次的会议，我也认为要对扶正培本这种中西医结合的切入点有一个更新的认识。

朴老同时确立并充实扶正与祛邪相结合、辨病辨证相结合、中医西医相结合、整体与局部相结合、综合治疗和个体化治疗相结合的综合治疗模式。临床上的形与神聚的肿瘤剖析观也体现在朴老和他的学术思想之中。朴老认为，一方面，肿瘤的基本病机还是脏腑失和。治疗的手段主要还是和而不同、未病先防、扶正养生，和将病早治、扶正防乱，即病防变和扶正减毒，病后调摄、扶正防护相结合的一套综合思想。实际上，朴老的学习背景主要包括聚合思维，就是西医可以借鉴现代科技和药理、系统生物学的知识，取法经典、学以致用的聚合思维；另外一方面是先辨病再辨证，然后以衷中参西的系统思维和扶正为本、贯穿核心、贯穿肿瘤治疗的一种归纳思维，以及包括遇到放化疗不同阶段、靶向治疗不同阶段的不同体质的个体。强调同病异治和个体化治疗的演绎思维，也包括利用中西医结合、综合治疗相结合的辨证思维模式。

扶正培本思想的源流，从《素问》《灵枢》一直到《伤寒杂病论》，皆倡导注重胃气、津液，然后确立五劳虚极、缓中补虚、攻补兼施的原则，再到壮人无积，虚人则有之。到了《医宗必读》，强调分期论治的思想以趋于完备。我们主要讲一下朴老他自己辨病辨证论治的特色。朴老治病的一个标准处方是在 16 ~ 24 味药物之间，朴老对自己的每个处方进行了比较有规律的拆分：第一个部分是辨病和辨病机为主的论治部分。对肺癌、肝癌、肠癌等疾病，他首先要抓住它们的核心病机。以肺癌举例，辨病常选用沙参、麦冬、桔梗、杏仁，实际上是源于沙参麦冬汤、桔梗杏仁煎两个方剂。沙参和麦冬顾护肺喜润而恶燥；桔梗和杏仁调畅肺脏的气机。肺主气，司呼吸。气机的宣发和肃降对于肺脏的生理维护起着比较重要的作用。在辨病论治、辨病位、辨病机的基础上，朴老还从浊毒血瘀的核心病机的角度，认为正虚日久、气滞血瘀、痰凝、痞坚之下必有浮阳，和热毒等郁结在一起，所以经常会用到生薏苡仁、土茯苓、莪术、金荞麦、半枝莲、僵蚕等清热解毒、利湿泻浊、化瘀消癥一类药物。实际上，沙参、麦冬、桔梗、杏仁一般都是第一行药物，而第二行药物往往针对核心病机，就是癌毒的热毒血瘀和寒浊邪实的病机，最后的扶正培本主要是从脾、肾和胃三个角度去考虑，使用包括黄芪、太子参、白术等健脾益气的方药；含有益智仁、山萸肉等补肾的方药，同时配合炒三仙、陈皮等和胃的方药，综合起来构成一张处方。比如甲状腺癌、乳腺癌、胰腺癌和肠癌、胆囊癌、卵巢癌、宫颈癌等疾病，朴老辨病选药常用四逆散系列，包含柴胡、白芍、枳壳等药物。遇到甲状腺癌可能更多地会用郁金等药物活血化瘀、散结，遇到乳腺癌、宫颈癌会用紫草清热凉血，同时紫草也有抗生育的作用。遇到胰腺癌、胆囊癌会配合延胡索、甘草等药物理气、止痛。他的辨病思想认为，整体来讲，甲状腺癌、乳腺癌、胰腺癌、胆囊癌、卵巢癌等疾病的定位在肝经，它的核心病机往往和气滞相关。宫颈癌、卵巢癌等疾病，中医认为病机又与冲任有关。冲为血海，任主胞胎，冲脉盛则上行为乳，下行为血，任脉充盈可以受孕中胎，冲任之脉上连乳房，下入胞宫。因此这个部位有上下之别，但是病机确实是相近的。鼻咽癌、脑瘤等也有辨病论治的特色在里面。鼻咽癌往往到中医治疗的时候，已经过放疗或者正在放疗，这个阶段往往以热毒为核心，所以除了用沙参、桔梗、麦冬等养阴的方剂之外，也会用到赤芍、玄参、生地等凉血解毒、透热的药物。夏枯草、天冬、蛇舌草、辛夷花这些都是朴老比较喜欢用的、散结的、针对鼻咽癌的方剂。比如脑瘤从辨病论治的角度上分四个层面：第一个层面是病位，朴老认为脑在至高之所，用菖蒲、郁金等开窍通窍，然后用全蝎、僵蚕、全蝎、蜈蚣来达到豁痰开窍或者通络息风的作用，朴老针对脑瘤的病位和病机来用药，认为散结和通络是主要内涵。其实核心的辨病往往要到第二行、第三行、第四行的处方，主要是在辨阴阳。病人偏于阴还是偏于阳决定选择用药，用薏苡仁、肉桂还是生地、山萸肉等，还需从肾阴和肾阳去考虑，其余的健脾泄浊、利湿活血、和胃等往往是会有太大变化。所以核心思路实际上是在于扶正培本。再如胃癌、肠癌这方面的例子，胃癌、大肠癌，包括直肠癌，朴老在辨病的时候常会选择白术、山药、枳壳、益智仁去达到健脾和胃、理气消积的作用。然后配伍就又跟之前一样，即第二行选择生薏苡仁、土茯苓、莪术、藤梨根等，选择一些针对邪毒的药，然后再健脾、补肾、和胃。总之，在临床中去借鉴和实践的时候，其实是五步思路的方法。第一步是辨别病位和病机，病位和病机是具体的肿瘤的病位，比如说这个病位在哪儿？是肺癌还是脑瘤。这个治疗阶段是什么？是术后气血两虚还是围化疗期？是以脾胃虚弱还是以血虚为主要表现？不同的病证表现不同，有的表现为气血两虚，有的表现为脾胃不和，有的甚至会表现出肾阴不足的症状。在放疗的阶段，是热毒伤阴还是热毒破血妄行，还是热毒瘀滞肌肤等。另外一个是靶向治疗。在靶向治疗阶段会存在热毒比较炽盛的表现或者寒痰湿内蕴的表现，这是针对疾病的具体治疗阶段和中医的病机。比如脑瘤在朴老的思路中属痰浊、络脉瘀阻的病机多一点；肺癌属阴虚，气机逆乱的病机会多一点；胃癌和肠癌则属脾虚湿盛的病机要多一点。通过辨别疾病的病位，了解疾病的核心病机和疾病所处治疗阶段，进而决定第一层用药方法。

第二层用药方法，主要是针对肿瘤的核心的邪毒所致基本病机，汇聚分析，到底是痰浊偏重还是血瘀偏重还是热毒偏重，这中间会根据它的归经以及现代药理常识用药。比如消化系统癌症选用藤梨根多一点；呼吸系统癌症用金荞麦多一点；妇科系统癌症用八月札多些；积液可能用龙葵、白英多一些。所以，辨病辨证和现代药理学研究相结合的，针对邪毒的病机的辨证就是第二层。

第三层是扶正培本，如果再细分，扶正培本中又分为健脾、补肾、和胃三个方面。和胃的药朴老最喜欢用的是炒三仙。为什么不用焦三仙呢？朴老认为炒三仙的气机更轻灵，炒焦之后它主要是消食助运的作用，而炒山楂、炒神曲、炒麦芽以顾护胃气为主。朴老还比较喜欢用陈皮、黄芪、太子参等扶正的药物。他认为陈皮在和胃消痰、理气和中的同时有促进食欲的作用。在针对胰腺、脾胃等消化系统肿瘤的治疗中朴老常用白豆蔻、砂仁等和胃。对于不同的肿瘤，阴中求阳，在 2000 年左右的时候，朴老比较习惯用黄芪、太子参、当归、肉桂等兼顾气血阴阳，到了 2010 年以后，朴老把它进一步细分成几种情况：从脾论治主要选黄芪、太子参、白术；从血论治主要是根据血红蛋白的情况选择药物。如果出现骨髓抑制或者出现贫血，朴老会用当归补血汤，以黄芪、山药、当归治疗。再严重一点，朴老会选择中成药生髓丸，然后从补肾的角度去控制骨髓抑制。因为他认为肾主骨生髓，髓生肝，肝生血，所以补肾之法对于因为骨髓抑制引起的贫血往往是有效的。

我跟师三年，基本上朴老四个半天的门诊我都在跟师，我整理了朴老上万份病历。我前期做的国家自然科学基金项目实际上就是一个名老中医传承研究。国家的名老中医医案数据挖掘项目，其中我们参与的"十五""十一五"名老中医医案研究，总例数在 100 ~ 200 例，多一点的像吕仁和老师在 400 例左右。我在做北京市中医药科技项目时就已经做到了上千例，后面可能有 11000 多例。我和我的一个学生两个人在整理所有的病例的过程中了解到朴老近 30 年用药存在变化。30 年前，朴老用药味数相对比较少，为 12～16 味。随着时间的推移，用朴老自己的话说："一个是药材质量问题，一个是现在病机越来越复杂，一个是我的经历和背景越来越丰富，所以我用的药味就有了一个扩充的过程。"实际上老中医的思维是一个不断变化的过程。在最早年间的时候，他辨病是三个步骤：第一个步骤就是辨病位、辨病机；第二个步骤就是辨证论治，比如发热是少阳经的郁热就用柴胡汤，是气虚发热就用补中益气汤。辨别骨肿瘤的时候，典型的肾阴虚用六味、肾阳虚用八味，是一个验证过程；第三步才是扶正培本，用黄芪、当归、生地、肉桂等药物兼顾气血阴阳，最后才是和胃消导。早年间郁老治肿瘤也是这么一种思路，我在出站答辩的时候就说过，两人思路实际上非常相近。为什么相近？如果要读一本中医的肿瘤方面的书，那就读郁仁存郁老师编的、一九七几年出的《实用中医肿瘤学》。朴老有一个先验知识，什么叫先验知识？就是学习这本书，这个学术思想、传统和理论体系。所以思路多少会和郁老有一些相似和共融共通的地方。

讲几个常用的治法，这也是朴老常用的健脾益气、养阴生津、补肾温阳、养血益精的方剂和药物，在扶正培本里就有这么一类。其他的就是攻邪毒的治法，比如清热解毒、软坚散结、化痰祛湿、活血化瘀、以毒攻毒的治疗。有时候我们会分析朴老的处方，他的处方为什么做数据挖掘做出来效果特别好？因为他有西医的背景和学术思想，用药经验和靶点相对明确，所以他的案例在经过多次的重复后得到的是一个非常有效、非常好的一组数据，规律性比较强。朴老强调要以和为贵，认为在治疗的过程中还是要本着《内经》所说的"大医治病，十去其六"，扶正为主，通过人体正气的自身作用来达到抗肿瘤的目的。在临床中我们在观察朴老处方的时候，可以发现他的处方有自己的特点，第一是用药相对平衡。很多的部委领导找朴老看病之后都会拿方子出来，问说，就是这样一个方子给我治疗吗？以后还会变化吗？实际上潜台词是他长期的就诊经验认为这个药太过平常了，他不认为这样的药物能够有比较好临床疗效。实际上平和与平常药物往往能够见神奇。这也是我们对数据进行挖掘、追寻老中医治疗特色的目的，不做疗效评价。后期一些专家提出意见，收集这么大一组数据不做临床疗效评价实在是比较可惜。我们做了一个实体瘤的评价，因为生存质量是个主观的评分，所以我感觉意义不大。我们观察到一个非常客观的事实，在这里也分享给大家。在朴老治疗中，我们以肺癌为例，在治疗1万例的总例数的基础上，三期之前的占75%以上。临床基本上CR、PR是占到了90%。所以，根据他对于一个肿瘤的患者群体就诊分析，反复来复诊的这些患者，往往他病理的分级比较好、分期比较早、发现比较及时，从而治疗的效果往往就更好一些。对于中晚期的肿瘤，我们也强调应综合内治外治和可行的针灸等多种综合治疗，以求达到一定效果。

以益气消癥方来说，方中白术、山药、枳壳、益智仁就是辨病位论治；陈皮、炒麦芽、炒神曲、炒山楂就有了所谓的炙；黄芪、太子参就是益气；女贞子、枸杞子就是补肾；藤梨根、仙鹤草都有良好的抗癌消瘤的作用；然后就是甘草。这样一个处方看起来很平常，但其实在我们医院像花宝金花老、林洪生林老、孙桂芝孙老，这几位老专家挂号比较难，我想有两个原因，一个就是刚才我说的，如果若干个国家级的名老中医针对某一类疾病都是用一个相近的治法，那么这个治法才是最有传承意义的，而不是说全天下30万的中医只有你一个人会这样去治疗这个病。再讲一点朴老关于具体用药方面的经验，朴老在肿瘤治疗过程中用的都是非常平和的处方，那么真的有效吗？作为经常跟在他身边的弟子，我们发现患者的生存期非常长，因为我们见到了大量的复诊患者。首先他得活着，不活着，肯定不可能来复诊，所以收集到的病例往往都是相对疗效较好，治疗结局较好的病例。关于肺部肿瘤的治疗，朴老用沙参、麦冬、桔梗、杏仁，这一方对于ⅡA期的疗效是最好的。这只是一个初步的结论，还没有做分层的研究。所以说如果病例数量足够大，细化分层到位，中医可重复的希望很大。从科研的角度来说，我们认为还有一些内容没有被我们研究通透，所以，我希望今天是抛砖引玉，大家如果感兴趣、有兴趣，来了解更多的肿瘤治疗的内容，咱们下面再交流，谢谢。

扫码看视频

李萍萍教授治疗老年肿瘤经验介绍

作者　李同达

目前，恶性肿瘤的发病率和死亡率逐渐增高，严重威胁人类生命健康。随着我国人口老龄化，老年人群中肿瘤发病率也呈现出逐年递增的趋势。研究显示，65 岁以上老年肿瘤患病人数已占到肿瘤总患病人数的一半以上，因此，如何有效预防和治疗老年肿瘤已成为关注的热点。老年肿瘤学是一个专门的学科，由于老年患者的机体状况、治疗需求等与年轻肿瘤患者不同，因此应根据老年人的生理特点、疾病特点和药代动力学特征，合理制订治疗方案，达到维持生理功能、提高生活质量、延长生存期的目的。中医药在老年肿瘤的治疗中可发挥其综合调整的独特作用。李萍萍教授经过近 40 年的深入研究，在老年肿瘤中医理论、证候学、临床与实验研究等方面均取得了诸多成果，现将李萍萍老师治疗老年肿瘤的经验进行全面梳理，以飨同道。

一、老年肿瘤的病机认识

中医学是在整体观念指导下去考察人体和疾病的关系，中医治疗肿瘤也不例外。肿瘤的发生是内、外因共同作用的结果。李萍萍教授提出，"邪缓胶着，元气不足"是老年肿瘤患者重要的临床特点之一。

首先，正气不足是肿瘤发生的内在因素。肿瘤多发生于 40 岁以上之人，这与中医"年过四旬，则正气自半"的认识相一致。人过四旬之后，正气逐渐衰退，无力化浊，从而变生痰浊、瘀血等病理产物。《素问·刺法论》有言"邪之所凑，其气必虚"，正气的强弱在肿瘤的发生、发展及转归过程中起着主导作用，正是因为正气不足才导致癌毒丛生。古代医家即有深刻的认识，如《医宗必读·积聚》载："积之所成，正气不足而邪气踞之。"是谓："诊病决死生者，不视病之轻重，而视元气之存亡。"

再者，邪气是肿瘤发病的重要外在条件。一般而言，六淫邪气直中脏腑是肿瘤发病的重要原因。古代医家通过临床实践，发现用"三因学说"很难解释肿瘤的发病原因和机制，因此认为肿瘤发病与邪毒致病最相关，如宋代《仁斋直指附遗方论·发癌方论》指出"癌者上高下深，岩穴之状……毒根深藏，穿孔透里"。具体而言，肿瘤常见病因为燥毒、火毒、湿毒、寒毒。而老年肿瘤，则是由于正气亏虚，无以温化水饮，更易炼津成痰，痰浊、瘀血胶着为患，顽痰死血聚而成毒，故癌瘤丛生。

二、老年肿瘤的临证特点

1.宿疾新病，复杂易变

很多恶性肿瘤虽为新发，但也是继发于某种或某类基础疾病，如胃癌患者常有慢性胃炎病史，肝癌患者常有慢性肝炎等相关疾病。而老年患者往往患有多种疾病，病程长，病情错杂且相互影响，更易在此基础上新患肿瘤，属"宿疾新病"。老年肿瘤患者，多因虚致病，又因病致虚，循环往复，病情复杂，易发新变，往往危及生命。

2.功能衰退，运化无力

脾胃为后天之本、气血生化之源；肾为先天之本、元阴元阳所藏之处，随着年龄的增长，老年患者脾肾之气衰惫，难以藏精化源，素有旧患，脏腑功能失调，防御功能减低，正气亏虚，邪毒内结，发为肿瘤。古人在肿瘤的治疗中尤其重视脾肾功能，《景岳全书·噎膈》强调"凡治噎膈大法，当以脾肾为主"。因此，脾肾两脏对固护人体正气极为重要，先后天之本乏源，脏腑功能衰退、运化无力是老年肿瘤发生的重要病机。

三、老年肿瘤的治疗心得

1.难症以"和"为法

仲圣早在《伤寒杂病论》中即创立了调和营卫、和解少阳、寒热并用、肝脾同调等治法，随着后世的传承发展，更加体现了中医调和阴阳、以平为期的整体观念。"和"法首见于程钟龄《医学心悟》，其理论来源于《黄帝内经》。《素问·生气通天论》云："因而和之，是谓圣度……阴平阳秘，精神乃治。"体现了植根中华文化的"以和为贵"的思想。在肿瘤的治疗中，无论是西医的手术放化疗，还是中医的抗癌中药治疗，都不可避免地会产生不同程度的毒副作用，且肿瘤患者备受癌痛、疲乏等相关症状困扰，生活质量偏低，中医的和法恰恰能发挥其治疗的特色与优势，邪正兼顾、脏腑同调、表里相合，最终达到"阴阳平和，带瘤生存"的目的。李萍萍教授治疗肿瘤强调不可过用温补，也忌过于寒遏，须调阴阳为根，善"和"法，认为"和方之制，和其不和者也"，也善用合方制瘤取"混沌行痼疾"之效。和法起沉疴，合方治疑难。

2. 扶正以"培土养正"为要

李萍萍老师在老年肿瘤的治疗中，尤其重视顾护脾胃之气。老年肿瘤患者常见虚羸少气、形体消瘦、不思饮食、倦怠乏力，治疗上更要强健脾胃，使人体正气生化有源，才能维持人体正常生理活动及抵抗邪气，如《景岳全书·杂证谟·积聚》亦有言："脾肾不足及虚弱失调之人，多有积聚之病。"《黄帝内经》有言："人以胃气为本，脾胃为养生之本。"结合肿瘤的治疗，李萍萍教授尤其重视"培土养正"，其理论内涵应包含"补、助、调、化"四个层次：①贵在补中气：萍师善用黄芪、人参、白术、党参、升麻、甘草等药物补中益气，尤其重视黄芪的应用。《本草求真》云："黄芪为补气诸药之长，是以有耆之称。"特别是老年肿瘤术后或放化疗后身体虚弱，更犯"虚虚之弊"，通过积极应用补中之法，则正复邪安。②旨在助纳化：食欲减退、纳谷不香是老年肿瘤患者常见症状，为脾胃不足纳化无力，因此治疗在补气的基础上应加强纳化、腐熟吸收水谷的力量，常用药物包括党参、鸡内金、神曲、扁豆、麦芽、生谷芽等。③意在调升降：老年肿瘤患者常见脘腹痞满、胁肋胀痛等症，属脾胃升降失宜，治宜调畅气机，常用药物包括柴胡、枳实、砂仁、香附、陈皮、木香等。④寓在化湿浊：中焦脾土，枢及四维，中焦不足难以燥湿化浊，进一步阻碍气机，形成恶性循环，因此健脾寓在化湿祛浊之中，邪瘤可消，可用来应用及配伍的药物包括藿香、半夏、生姜、苍术、厚朴等。

3. 扶正祛邪均以"徐图"为贵

"壮火食气，少火生气"，脾胃之气的扶助与生发贵在缓缓图之。因肿瘤病机复杂，或经反复治疗，或有宿疾，或体弱年迈，肿瘤未除，正气已虚。因此应以扶正为主，酌情祛邪。《黄帝内经》有言："有形之积恐难尽伐，无形之气亟宜扶助。"存一分元气便有一分生机，明确邪正关系，待元气渐复，择机消补。邪气的祛除也非一蹴而就，应分期辨治，因势利导。一方面是老年患者本就体虚，难以承受攻伐太过的虎狼之药；另一方面肿瘤晚期多重治疗伤及正气，不耐祛邪重剂。因此，治疗用药宜轻，主张循序渐进，带瘤生存，推崇"轻可去实、保元徐图"之观点，切勿急功近利、事倍功半。

4. 圆机活法，灵活应变

人至老年，脏腑日衰，五脏俱虚，以致气血津液输布失调，化为痰浊、瘀血、热毒，此既为致病因素，又为病理产物，是以"因虚致实"，老年肿瘤病机多变复杂，多有气机不畅、瘀血阻络、痰浊内阻、日久化热等，且往往多重病机复合存在，因此在治疗的过程中应灵活应变，不仅要化痰浊、散瘀血，也要时佐调气、时佐清热、时佐安神、时佐温阳。李萍萍教授在肿瘤临床治疗中，针对病机的不同环节，采取不同的治疗策略，如痰瘀内阻，郁而化热，则采取清热解毒、化痰开结的治法；如气机不畅，湿毒内生，则着重疏肝解郁、祛湿清热、化瘀解毒；如木克脾土兼有热毒，则以疏肝健脾、清热解毒之法；如累及先天，不能鼓舞五脏之气，血水互结，则强调补肾化气、利尿化瘀、清热解毒。晚期肿瘤临证多变，治疗应标本兼顾，补虚祛邪，谨察病机，灵活应对。

四、结语

中医药在老年肿瘤治疗的多个环节中均具有显著疗效，如中医药配合化疗可提高疗效、减轻放化疗的副作用，可改善症状并提高生存质量评分，对于晚期不能接受化疗的患者亦可采用中医治疗，也可通过中医非药物疗法在肿瘤养生康复中取得满意效果。李萍萍教授治疗晚期肿瘤之体悟，总结而言有四：①重视保元气、护胃气、调阴阳；②老人不可峻消其积，须固元气为本；③老人不可速降其火，须护胃气为先；④老人不可过用温补，须调阴阳为根。"阴平阳秘，精神乃治"，脏腑同调，邪正兼顾，阴阳相济，从而减轻患者的不适症状，延长生存时间，让患者有品质地生活，是中医治疗老年肿瘤的关键与目标。

附：首都国医名师临床经方技能实训现场实录

一、经方与外治法结合访谈

访谈对象：郝万山教授、陈虹樑教授

主持人：周培培（郝万山学术继承人）

内容概要：经方与手法是否能融合？如何融合？目前有何前期基础，两位大师要如何将"经方外治法"推广？

扫码看视频

二、临床经方技能实训的现场教学演示

患者介绍：

患者吴某，女，50 岁。2016 年因下腹坠痛于北京协和医院行腹部 CT，提示卵巢癌，遂行肿瘤细胞减灭术（全子宫＋双附件切除＋双侧卵巢悬韧带高位结扎＋大网膜切除＋盆腔淋巴结切除＋盆腔病灶切除术），术后病理：卵巢低分子化子宫膜样癌，累及输尿管伞端、卵管、子宫浆膜面。术后病理分期Ⅲ c 期，术后进行化疗治疗，化疗期间出现骨髓抑制Ⅳ度。2018 年行盆腔 CT 怀疑卵巢癌复发并多发转移，于协和医院继续化疗治疗。2018 年 5 月 4 日患者腹部胀满伴疼痛，协和医院诊断为肠梗阻。当时患者不能进食，腹部疼痛，5 天未排便，恶病质。患者病情进行性加重，腹胀腹痛难忍，期间进行

过针灸、火针、震腹等治疗后效果均不满意，患者情绪波动，几欲放弃治疗。于6月2日临床经方技能实训沙龙上，患者自愿接受治疗。

郝万山教授及陈虹樑教授两位大师本着"手法先行，方剂后动"的原则，由郝万山教授问诊辨证，陈虹樑教授手法操作，患者难忍的疼痛很快缓解，10分钟后安静入睡。所有学员见证了两位大师联合攻关癌性疼痛的神奇时刻！

（感谢这位吴姓患者无私分享病史，新一代中医师成长的征程上永远有她的痕迹，这种为医学现身说法的精神铭记在我们心中。）

扫描二维码观看郝万山教授问诊及辨证论治、陈虹樑教授问诊及手法操作视频。

扫码看视频